당뇨병 명의 차봉수 교수와 베스트 당뇨병센터의
당뇨병완치설명서

당뇨병 명의
차봉수 교수와 베스트 당뇨병센터의

당뇨병 완치 설명서

펴낸날 초판 1쇄 2012년 4월 5일 ㅣ 초판 6쇄 2018년 4월 20일

지은이 차봉수

펴낸이 임호준
본부장 김소중
디자인 왕윤경 김효숙 정윤경 ㅣ **마케팅** 정영주 길보민 김혜민
경영지원 나은혜 박석호 ㅣ **IT 운영팀** 표형원 이용직 김준홍 권지선

인물 사진 신지호 ㅣ **일러스트** 송진욱

펴낸곳 헬스조선 ㅣ **발행처** (주)헬스조선 ㅣ **출판등록** 제2-4324호 2006년 1월 12일
주소 서울특별시 중구 세종대로 21길 30 ㅣ **전화** (02) 724-7632 ㅣ **팩스** (02) 722-9339
포스트 post.naver.com/vita_books ㅣ **블로그** blog.naver.com/vita_books ㅣ **페이스북** www.facebook.com/vitabooks

ⓒ 세브란스병원, 2012
사진 ⓒ 세브란스병원

이 책은 저작권법에 따라 보호를 받는 저작물이므로 무단 전재와 무단 복제를 금지하며,
이 책 내용의 전부 또는 일부를 이용하려면 반드시 저작권자와 (주)헬스조선의 서면 동의를 받아야 합니다.
책값은 뒤표지에 있습니다. 잘못된 책은 바꾸어 드립니다.

ISBN 978-89-93357-74-5 14510
    978-89-93357-20-2 (set)

당뇨병 명의 차봉수 교수와 베스트 당뇨병센터의

당뇨병완치설명서

차봉수 지음

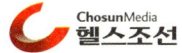

머리말

오히려 최후의 승자가 될 수 있다

　질병에 대한 인식과 치료에 대한 개념이 바뀌고 있다. 예전의 '불치병'은 '만성질환'의 개념으로, '치료'의 시대에서 '예방'의 시대로 변화하고 있다. 의료 기술의 발달로 좋은 치료법이 개발되면서 전 세계적으로 인간의 평균수명은 늘고 있어, 곧 '100세 시대'가 올 것 같다. 하지만 여전히 많은 질병이 우리 삶의 질을 떨어뜨리고 있다.

　당뇨병 등 성인병 환자는 꾸준히 늘고 있다. 그 중 당뇨병은 다른 질환과 달리 조금 특이한 형태를 띠고 있다. 이유는 이 질병 자체가 사회 환경의 영향을 많이 받기 때문이다. 식생활의 변화와 교통수단의 발달이 가장 큰 영향이 아닐까 싶다. 전통적인 한국인의 밥상 대신 서구화된 식단을 즐기고, 바쁜 일상에서 빠르고 편리함을 찾다보니 가공식품, 인스턴트식품의 섭취가 늘어났다. 또한 교통수단의 발달로 인해 걷기와 같은 기본적인 육체 활동조차 줄어든 환경에 놓여 있다. 또 안정된 선진국들에 비해 급격한 사회 발전에 따른 생활 경쟁 스트레스에 노출되어 있다.

　이런 이유로 인해 당뇨병 발병 연령은 점차 낮아지고 있고, 특히 30~40대의 당뇨병 발생이 급격히 치솟고 있는 특이한 발병 연령 분포를 보이고 있다. 한국인의 약 10%가 당뇨병을 앓고 있다. 이제 당뇨병은 젊다고 안심하거나 남의 일처럼 여겨서는 안 되는 질환이 되었다.

당뇨병은 당뇨병 진단을 받은 사람은 물론이고 당뇨병 전단계나 가족력과 같은 당뇨병이 발생하기 쉬운 조건을 가지고 있는 사람들 또한 예방과 치료를 위해 철저히 관리해야 하는 질환이다. 잘못된 생활 습관을 개선하지 않고 약만 복용하면서 관리하겠다는 마음이라면 결국은 되돌리기 어려운 합병증으로 고생하기 쉽다. 당뇨병은 의사가 처방하는 약만 열심히 복용한다고 치료되지 않을뿐더러 무조건 운동을 많이 하고 채소만 먹는다고 관리할 수 있는 병이 아니다.

치료에 있어서 당뇨병은 다른 어떤 질환보다 환자의 몫이 크다. 당뇨병이라는 병에 대해 환자 스스로 정확하게 알고 있는 것이 무엇보다 중요하다. 당뇨병에 걸렸다고 '무엇을 먹으면 안 되고…' '무엇을 하면 안 되고…' 등의 제약적인 생각으로 생활의 활력을 떨어뜨릴 필요는 없다고 생각한다. 질환에 대한 바른 정보를 습득하고, 올바른 방법으로 섭취하고, 효과적으로 운동하고, 긍정적인 자세를 가진다면 요즘 같은 장수시대에 오히려 최후에 웃는 '승리자'가 될 수 있다고 믿는다. 그러기 위해 당뇨병이라는 질환을 소개하는 이 책이 당뇨병 '완치'에 도움이 되기를 기대해본다.

2012년 4월
차봉수

차례

머리말_ 오히려 최후의 승자가 될 수 있다 4

01 당뇨병, 원인을 알면 해결책이 보인다

풍요 속의 빈곤, 당뇨병
넘쳐나는 포도당을 에너지로 활용하지 못하는 병 12

당뇨병의 종류
어느 날 갑자기 발병하는 제1형 당뇨병 15
잘못된 생활 습관에서 비롯되는 제2형 당뇨병 18

당뇨병의 원인
인슐린을 분비하는 췌장의 베타세포 기능 저하 21
인슐린 결핍을 유발할 수 있는 비만과 운동 부족 25
혈당을 올리고 인슐린 효과를 감소시키는 스트레스 28
과식과 폭식, 자극적인 음식을 선호하는 식습관 30
최대 30~50%를 차지하는 유전적 소인 33
혈당 변동에 영향을 미치는 약물 남용 35
연령, 성별, 감염증 등에서 오는 기타 원인 38

당뇨병으로 인해 나타나는 자각 증상
스스로 느낄 수 있는 증상은 전조증상이 아니다 41
목이 마르고 소변량이 늘어나고 항상 배가 고프다 42 | 이유 없이 살이 빠지고 항상 무기력하다 44
손발이 떨리고 저리다 45 | 기억력이 부쩍 감퇴했다 46 | 월경불순이 지속되거나 성욕이 감퇴한다 47
피부가 건조하고 가려움증이 심하다 49 | 시력이 저하되거나 뿌옇게 보인다 49

당뇨병 판정 기준과 검사 방법
객관적이고 정확하게 당뇨병을 진단하는 방법 51
혈당 검사 52 | 당부하 검사 53 | 인슐린 농도 검사 54 | 요당 검사 55
케톤체 검사 56 | 당화혈색소 검사 56

스스로 체크하는 자가 혈당 측정법
매일매일 측정하는 혈당이 치료의 첫 번째 단계 58
간이 혈당측정기를 통한 혈당 체크법 60

02 당뇨병 공포는 합병증에서 비롯된다

급격한 혈당 이상으로 인한 급성 합병증
고삼투압성 고혈당 상태 64
당뇨병성 케톤산혈증 66
저혈당성 혼수 67

예방이 최선의 방법, 만성 합병증
심혈관계 질환 71
동맥경화증 73 | 고혈압 74 | 뇌경색 76 | 심근경색증 77
신경계 질환 78
말초신경병증 79
당뇨병성 위장 질환 81
당뇨병성 성기능 장애 82
신장 질환 83
당뇨병성 신증 83
안 질환 86
당뇨병성 망막증 86 | 당뇨병성 백내장 88
피부 질환 89
당뇨병성 가려움증 90 | 피부 감염증 91 | 당뇨병성 족부 질환 92
구강 질환 94
충치 94 | 치주염 95

당뇨병 극복 수기 사례 ❶ 단백질 섭취를 늘려라! 98

03 당뇨병, 충분히 극복할 수 있다

긍정적인 생각이 치료의 시작
치료에 임하는 적극적인 자세는 0순위 과제 102

실현 가능한 목표 체중
비만은 당뇨병의 원인 105
2kg 감량부터 시작하라 106
허리둘레와 복부비만 109

지금 시작하라, 금연과 절주
흡연은 심혈관계 질환의 주요 원인 111
혈당과 체중 조절에 직접 영향을 주는 음주 112

스트레스 해소에 도움이 되는 숙면
스트레스와 혈당의 관계 115
숙면을 취하기 위한 요건 116

당뇨병을 이기는 지름길, 올바른 식습관
식습관 개선은 당뇨병 치료의 열쇠 119
식습관 개선 1_ 정해진 장소에서 먹는다 **120** | **식습관 개선 2_** 정해진 시간에 먹는다 **122**

하루 필요 열량 결정은 식사요법의 시작
개개인에 따라 필요 열량은 다르다 124

달콤하지만 위험한 유혹, 설탕
혈당을 높이는 단순 당 127

건강하고 다양한 식단을 만드는 식품교환표
식품교환표 활용 방법 130
1교환단위 131 | **곡류군 132** | **어육류군 133** | **채소군 135** | **지방군 136**
우유군 137 | **과일군 138** | **하루 필요 열량별 교환단위 139**

건강에 독이 되는 음식
반드시 피하라, 기름지고 자극적인 음식 141
칼로리를 낮추는 조리법 143
식재료별 조리방법 노하우 145
소고기, 돼지고기 **145** | 닭고기 **145** | 두부 **146** | 채소 및 해조류 **146**

3대 영양소의 올바른 섭취
에너지를 내는 3대 영양소 147
탄수화물의 올바른 섭취 148
단백질의 올바른 섭취 149
지방의 올바른 섭취 151

효과적으로 섭취하자, 비타민과 섬유질 154

효과적인 운동 처방
당뇨병 환자에게 운동은 필수 157
제1형 당뇨병 환자의 운동 처방 160 | 제2형 당뇨병 환자의 운동 처방 162

당뇨병 극복 수기 사례 ❷ 무시해선 안 될 당뇨병 가족력 164

04 당뇨병, 똑똑히 알고 제대로 치료하자

경구 혈당강하제
경구 혈당강하제의 종류 168
인슐린 분비 촉진제 169 | 인슐린 저항성 개선제 171

인슐린 주사 요법
인슐린의 종류 177
초속효성 인슐린 178 | 속효성 인슐린 179 | 중간형 인슐린 179
지속형 인슐린 179 | 복합형 인슐린 180

췌장 이식수술 181

부록
당뇨병 Q&A 184
저자 및 베스트 당뇨병센터 소개 196

PART 01

당뇨병, 원인을 알면 해결책이 보인다

당뇨병 치료에 있어서 가장 중요한 것은 환자 스스로 당뇨병에 대한 기본 지식을 습득하는 것이다. 어떤 원인으로 당뇨병에 걸리게 됐는지, 어떤 증상들을 주의 깊게 관찰해야 하는지, 어떤 생활 습관으로 혈당 조절에 실패하는지를 알게 된다면 스스로 당뇨병을 이겨나갈 수 있는 해결책을 찾을 수 있을 것이다. 지금 당장 고통스러울 정도의 증상이 나타나지 않는다고 해서 결코 가볍게 여겨서는 안 되는 질환이 당뇨병이다.

풍요 속의 빈곤, 당뇨병

20~79세 성인 중 약 10%가 앓고 있어 국민병이라고 불리는 당뇨병. 이대로 가다간 당뇨병 대란이 올 수도 있다. 그러나 당뇨병에 걸렸다고 해서 희망이 없는 것은 아니다. 당뇨병은 아는 만큼 예방도 치료도 할 수 있는 병이다.

넘쳐나는 포도당을 에너지로 활용하지 못하는 병

전 세계에 몇 대밖에 존재하지 않는 최고 성능의 명차가 눈앞에 있다고 가정해보자. 이 명차의 진가를 확인하기 위해서는 무엇보다 차량 주행에 가장 기본이 되는 연료, 즉 에너지가 필요하다. 연료를 주입하지 않은 명차를 과연 어떤 기준으로 평가할 수 있을까? 단지 외관만 보고 감탄하는 것에서만 그칠 뿐 그 우월한 성능을 직접 느낄 수는 없을 것이다.

우리 인체도 마찬가지다. 아무리 뛰어난 재능, 명석한 두뇌, 훌륭한 신체 조건을 가졌다고 해도 일상생활에 필요한 기본적인 에너지가 지원되지 않는다면 정상적인 활동을 할 수 없을 것이다. 또한 충분한 에너지가 있어도 그것을 제대로 활용할 수 없다면 아무 소용이 없는 것은 당연한 얘기다.

어떠한 활동을 함에 있어서 에너지는 가장 기본적이고도 가장 중요한 역할을 하는 필요조건이라 할 수 있다. 우리 몸에서 에너지원으로 사용되는 포도당은 탄수화물의 기본 구성 성분이다. 식사를 통해 탄수화물을 섭취하면 소화 효소에 의해 최종적으로 포도당으로 변환된다. 이렇게 변환된 포도당은 혈액을 통해 온몸의 세포로 이동되어 신체 활동에 필요한 에너지로 쓰이게 된다.

탄수화물이 포도당으로 변환되어 에너지로 쓰이게 되는 데는 인슐린이라는 호르몬이 결정적 역할을 한다. 췌장의 베타세포에서 만들어지는 인슐린은 식사 후 올라간 혈당(혈중 포도당의 농도)을 낮추는 기능을 하고 간, 근육, 지방에 필요한 에너지를 저장해주는 역할

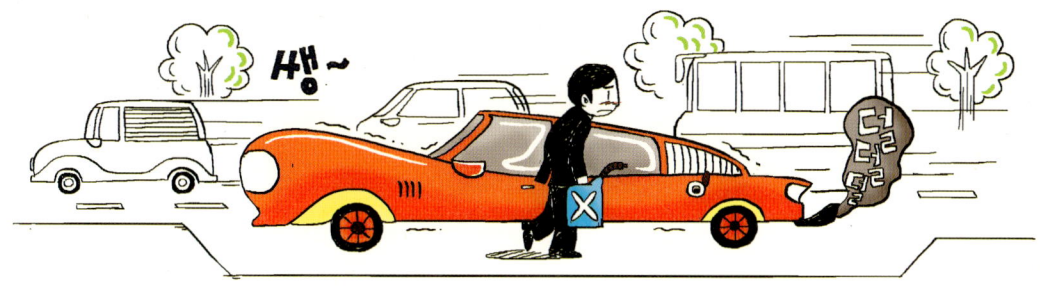

까지 담당한다. 혈당이란 것은 높아서도, 낮아서도 안 되고 항상 적절한 농도로 유지되어야만 하는 것이다. 혈당을 정상적으로 유지시켜주는 것이 바로 인슐린의 역할이다.

하지만 인슐린이 모자라거나 충분하더라도 제 기능을 하지 못하게 되면 체내에 흡수된 포도당은 에너지원으로 활용되지 못하고 혈액 속에 그대로 쌓여 있거나 소변으로 빠져나가게 된다. 마치 자동차에 연료가 충분하더라도 제대로 연소되지 못하면 연료의 기능을 다하지 못하는 것처럼 말이다. 이러한 병적인 상태를, 소변에 당이 섞여있다는 말 그대로 '당뇨병(糖尿病)'이라고 부르는 것이다. 필자는 당뇨병을 '풍요 속 빈곤'이라고 생각한다. 포도당이 너무 풍요로워서 오히려 그것이 에너지로 사용되지 못하고 몸 밖으로 배출되는 병이기 때문이다.

단, 당뇨병을 진단하는 데 소변의 당수치가 절대적 기준이 되는 것은 아니다. 당뇨병이 없는 사람도 신장의 이상으로 당이 소변으로 배설되는 경우가 드물게 있을 수 있기 때문이다. 분명한 것은 혈액에 당 성분이 정상 이상으로 높아져 소변을 통해 당이 몸 밖으로 빠져나가는 병이라는 것이다. 일차적인 문제점은 혈액에서 발견된다고 하는 것이 더 정확하다. 따라서 당뇨병은 혈액 안의 당 수치, 즉 혈당을 측정하는 것이 더 정확하다고 할 수 있다.

당뇨병의 종류

일반적으로 알려진 당뇨병은 제2형 당뇨병으로 대부분의 당뇨병 환자가 여기에 해당한다. 자가 면역 질환으로 보고 있는 제1형 당뇨병은 올바르지 못한 생활 습관에서 비롯된 제2형 당뇨병과는 원인도 치료 방법도 다르다.

어느 날 갑자기 발병하는 제1형 당뇨병

당뇨병은 크게 제1형 당뇨병과 제2형 당뇨병으로 나뉜다. 제1형 당뇨병은 우리나라 당뇨병 환자의 5% 미만이며 주로 30세 이전에 발생한다. 예전에는 주로 소아(小兒) 때에 많이 생긴다 하여 '소아 당뇨병'이라고 불리기도 했다. 제1형 당뇨병은 인슐린 분비세포의 90% 정도가 파괴될 때까지 정상 혈당을 유지하기 때문에 어느 날 갑자기 발병하는 특징을 가지고 있다. 인슐린의 절대적인 결핍으로 인하여 인공적으로 인슐린을 공급해야만 정상 생활이 가능하기 때문에 '인슐린 의존성 당뇨병'으로 불리기도 한다. 제1형 당뇨병은 아직까지 원인이

> **TIP 베타세포**
> 췌장의 췌도를 구성하는 세포로 인슐린을 생성, 분비한다.
>
> **췌도**
> 인슐린 등의 호르몬을 분비하여 혈당을 조절하는 역할을 한다.

확실하게 밝혀지지는 않았지만 유전 혹은 바이러스 감염 등에서 비롯되는 자가면역 질환으로 보고 있다.

우리 몸은 세균이나 바이러스 같은 외부의 공격에 대항하는 면역 기능을 지니고 있다. 이런 면역 기능이 정상적인 상태를 벗어나면 오히려 자기 몸의 일부를 외부 물질로 오인해 공격하게 된다. 만약 인슐린을 분비하는 췌장의 베타세포를 우리 몸이 외부 물질로 인식해 공격하게 되면 세포가 완전히 망가져 인슐린이 거의 분비되지 않는 상태가 된다. 이렇게 되면 체내에 필요한 인슐린이 공급되지 않아 혈당 조절에 어려움이 생기고 결국 당뇨병이 초래되는 것이다.

제1형 당뇨병은 서구에 비해 아시아의 발병률이 월등히 낮지만 우리나라만 해도 수만 명 이상은 될 것으로 여겨진다. 스칸디나비아 지역, 지중해 섬은 세계적으로 가장 높은 유병률을 보이고, 특히 핀란드의 소아는 중국의 소아보다 400배 이상의 발병률을 보인다는 보고도 있다. 이것으로 보아 제1형 당뇨병이 유전적 인자들과 환경 인자들의 조합에 의해 결정된다는 것을 예측할 수 있다.

당뇨병에 걸린 환자들은 병을 숨기는 경우가 많다. 주변 사람들이 당뇨병은 자기 관리를 못해서 생긴 병으로 생각하고 '게으른 사람, 자기 관리를 못하는 사람' 등 곱지 않은 시선으로 바라보는 경향이 있기 때문이다. 물론 평소 철저한 자기 관리를 통해 건강을 지키는 것이 중요하지만 제1형 당뇨병의 경우 어쩔 수 없는 유전적 소인으로 인해 당뇨병이 오는 경우가 대부분이기 때문에 이를 오해해서는 안 된다.

제1형 당뇨병은 급격한 고혈당 증세를 보이거나 급격한 체중 감소를 제외하고는 별다른 특징이 나타나지는 않지만 심해지면 케톤산혈증 같은 급성 합병증도 동반할 수 있다. 급성 합병증에 대한 이야기는 2파트에서 자세히 설명하도록 하겠다.

제1형 당뇨병은 제2형 당뇨병에 비해 상대적으로 운동에 의한 효과를 크게 기대하기는 어렵고, 무엇보다 인슐린을 적절하게 공급해 주는 것이 가장 근본적인 치료라고 할 수 있다. 예전에는 일반인에 비해 당뇨병 환자의 사망률이 2~4배 높은 것으로 보고되기도 했지만, 현대 의학의 발전과 좋은 인슐린 치료제의 사용으로 사망율이 현저하게 감소하였으니 희망을 품어볼 만하다.

TIP 케톤산혈증

인슐린의 결핍 상태가 심하면 당분을 에너지원으로 사용할 수 없게 되므로 이미 몸속에 저장된 지방질로부터 지방이 분해되면서 에너지원을 충당하게 된다. 이때 케톤체가 부산물로서 형성되며 이 케톤체의 체내 축적이 많아지면 체액이 산성으로 바뀌게 된다. 이러한 케톤산증은 대개 제1형 당뇨병 환자에서 잘 발생하는데 드물지만 제2형 당뇨병 환자에서 발생하기도 한다.

잘못된 생활 습관에서 비롯되는 제2형 당뇨병

과거에는 당뇨병을 '서구병', '부자병', '도시병'이라 칭하며 지나치게 잘 먹어서 발생하는 병이라고 생각해왔다. 대부분의 당뇨병 환자는 비만일 것이라는 생각도 애초에 잘못된 선입견에서 비롯된 것이라 할 수 있다.

당뇨병은 단순히 잘 먹어서 생기는 병이 아니다. 복합적인 병인이 작용한다고 보고 있는 제2형 당뇨병은 비만이 병인의 한 가지가 될 수는 있지만 비만인 사람만이 당뇨병에 노출되어 있다고 단정할 수는 없다. 실제로 진료실을 찾는 당뇨병 환자 중 마른 체형의 사람도 상당수 있기 때문이다.

당뇨병 환자의 수는 우리나라 성인 인구의 약 10%, 대략 300~400만 명으로 추정된다. 이 중 반 이상은 아직 자신이 당뇨병 환자인 것조차 인지하지 못하고 있는 경우도 있다. 제2형 당뇨병은 한국인 당뇨병의 대부분을 차지하며 체중 정도에 따라서 비만형과 비비만형으로 나눈다. 주로 40~50대에 발병하는 케이스가 일반적이라 '성인당뇨'라고 부르기도 한다. 하지만 요즘은 서구화된 식습관과 비만으로 인해 젊은 층과 소아 발병이 늘고 있어 그 의미가 무색해지고 있다.

당뇨병 환자의 약 50% 이상이 과체중이거나 비만증을 가지고 있지만 유전적 요인을 완전히 배제할 수는 없다. 제2형 당뇨병은 뚜렷한 임상 증상이 나타나지 않기도 하고, 가족성 경향이 있으며, 특수한 경우를 제외하고 급성 합병증보다는 만성 합병증에 주의를 기울여야 한다.

유전, 환경, 인종, 인슐린 분비 기능과 인슐린 저항성 등 다양한 발병 원인을 가지고 있는 제2형 당뇨병은 전반적으로 잘못된 생활 습관이 오랜 기간 유지될 때 발병 가능성이 월등히 높다고 할 수 있다. 흔히들 당뇨병이 자기 자신을 제대로 관리하지 못해 얻는 병이라고 생각하는 이유도 여기에 있다고 본다. 과식, 운동 부족, 스트레스, 음주와 흡연 등 현대인의 고질적인 생활 습관의 문제에서 비롯되는 경우가 상당수지만 그 원인만으로 당뇨병이 발병한다고 단정 짓기도 어려운 것이 사실이다.

제2형 당뇨병이 유전적 결함과 함께 환경적 요인의 복합적 병인에서 비롯된다고 했을 때 어떻게 해야 병을 예방하고 잘 관리할 수 있을까. 타고난 유전적 요인을 바꿀 수 없다면 환경적 요인, 즉 비만이나 운동 부족 등 잘못된 생활 습관을 개선하는 것이 가장 바람직한 방법이다. 생활 습관을 개선하는 방법은 이론적으로는 어려울 것이 없다. 섭취하는 열량이 많다면 그만큼 운동으로 소비해 체중이 증가하지 않도록 노력해야 하고, 좋은 음식을 무조건 많이 섭취하기보다는 영양 비율을 따져 골고루 섭취하는 것이 좋다. 스트레스에 노출되면 인슐린의 기능이 떨어져 혈당 조절에 어려움이 지속되고 이로 인해 인슐린 분비 자체가 감소할 수도 있다. 때문에 스트레스를 그때그때 해소하는 것이 중요하다.

하지만 항상 시간에 쫓겨 여유가 없고, 과도한 업무로 피로가 누적되고, 24시간 스트레스에 노출되어 있는 현대인의 특성상 이와 같은 이론적 방법들을 실천에 옮겨 새로운 자기 습관으로 교정하는 데는 많은 어려움이 따른다. 어쩌면 이러한 생활 습관 교정이 또 다른 스트레스로 작용할 수도 있다. 하지만 좋은 생활 습관을 자신의 것으로 만들게 된다면 당뇨병에 걸리지 않은 사람보다 훨씬 더 건강한 삶을 지속할 수 있다.

때문에 필자는 진료실을 찾은 당뇨병 환자들에게 당뇨병에 걸릴 수 있는 유전적 요인을 타고 났다고 해서 포기해야 하는 병이 절대 아니라고 설명한다. 또한 억지로 좋은 습관을 갖기 위해 스스로에게 너무 무거운 스트레스를 주지 말 것을 당부한다. 단지 당뇨병은 스스로의 노력이 가장 절실한 병, 생활 습관을 교정하면 더욱 더 건강한 삶을 누릴 수 있는 희망의 병이라고 강조한다.

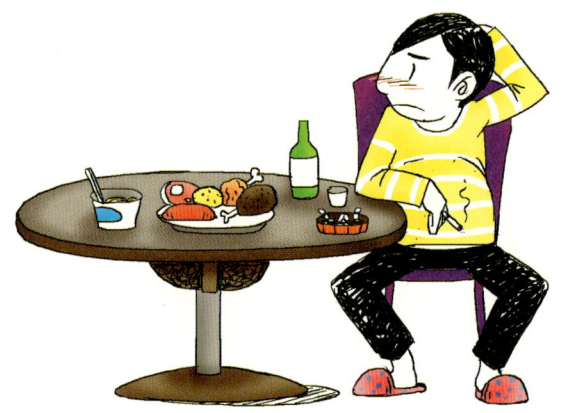

당뇨병의 원인

당뇨병은 유전적 요인도 중요하지만 비만, 운동 부족, 스트레스, 부적절한 약물 등 후천적인 요인도 크게 작용한다.

인슐린을 분비하는 췌장의 베타세포 기능 저하

"제가 정말 당뇨병인가요?"

모친이 55세에 당뇨병 판정을 받은 후 십년 넘게 매일같이 약을 복용하고 인슐린 치료까지 병행하고 있다는 40대 초반의 남성이 심각한 얼굴로 물었다. 직장 건강검진에서 당 수치가 높게 나와 2차 검진 통보를 받고 걱정과 불안으로 하루하루를 보내다 지인의 소개로 진료실을 찾은 것이다. 안타깝지만 검사 결과 당뇨병 진단을 내렸고 현재 치료를 받고 있는 중이다.

당뇨병의 원인에는 여러 가지가 있다. 많은 사람들이 막연하게 유

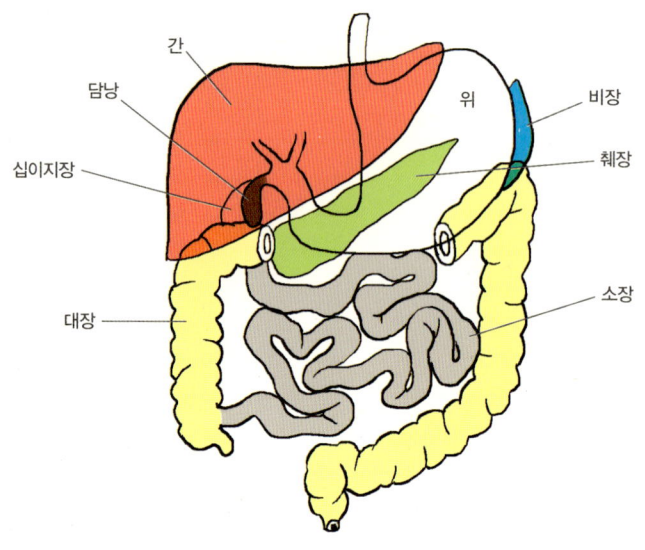

췌장과 주변의 장기 위치

전과 비만을 당뇨병의 원인으로 생각하고 있지만 구체적으로 원인을 파고들자면 그중 하나는 췌장의 기능 이상에서 비롯된다고 할 수 있다. 우리 몸에서 췌장은 소화 효소를 합성하고 분비하는 기능을 하며 혈당 조절에 결정적 역할을 하는 인슐린 분비에 관여한다.

당뇨병에 걸리지 않기 위해서는 무엇보다 인슐린이라는 호르몬이 적절하게 분비되고 정상적인 기능을 다해야 한다. 만약 인슐린이 적절하게 분비되지 못한다거나 분비되어도 정상적인 기능을 발휘하지 못한다면 혈당 조절에 실패하게 되고 결국 당뇨병으로 이어질 수밖에 없다. 췌장에는 약 100만 개의 췌도가 존재하며 각각의 췌도는 알파(α)세포, 베타(β)세포, 델타(δ)세포 등으로 구성되어 있다. 그중에서 베타세포는 인슐린의 생성을 담당하기 때문에 베타세포의 기능적 이상이 나타나거나 양적으로 감소하게 되면 인슐린 생성에도 문제가 생겨 당뇨병으로 이어지게 된다.

그렇다면 베타세포의 기능적 이상이나 양적 감소는 왜 나타나는 것일까? 한 가지 예를 들어보겠다. A와 B, 두 개의 공장에 각각 일을 잘하는 직원과 일을 못하는 직원 100명이 모여 있다고 가정해보자. 일 잘하는 직원 100명이 모여 있는 A공장은 매일 30명씩 교대로 일을 한다. 반면 일 못하는 직원 100명이 모여 있는 B공장은 매일 100명이 풀가동되며 야근까지 한다. 어떤 공장에서 일을 하는 직원들이 쉽게 지치게 될까. 당연히 100명이 풀가동되는 B공장일 것이다. 결국 B공장의 직원들은 머지않아 병들거나 지쳐서 공장을 떠나게 될 것이다.

베타세포도 마찬가지다. 건강한 사람의 경우 30세에 30%의 베타세포가 인슐린을 생성하고 70%는 쉬고 있어도 당뇨병은 오지 않는다. 만약 과도하게 음식을 섭취해 혈당이 증가하면 나머지 70%가 도와주면 되기 때문이다. 반대로 나이가 들고 폭식을 하고 운동을 하지 않아 비만이 된 최악의 상황에 기능까지 떨어진 베타세포 100%가 빠듯하게 인슐린을 생성하고 있다면 어떨까. 조금만 혈당이 오르게 되어도 여분의 베타세포가 없어 곧 당뇨병이 나타나게 되는 것이다. 이러한 악순환이 계속된다면 베타세포가 양적으로 감소하거나 기능에 이상이 생겨 정상적으로 인슐린을 분비하지 못하게 된다.

제1형 당뇨병의 경우 베타세포가 대부분 파괴되어 인슐린 자체가 분비되지 못하는 상황이고, 제2형 당뇨병은 베타세포가 제 기능을 다하지 못해 인슐린 분비가 부족해져 발생하는 경우가 많다. 물론 인슐린이 충분히 분비되어도 제 기능을 못하면 당뇨병으로 이어질 수 있지만 베타세포 자체의 문제만으로도 당뇨병이 발생할 수 있다는 것이다.

진료실을 찾아 당뇨병 진단을 받게 되는 시점에는 이미 베타세포의 기능이 30~50% 정도밖에 남아 있지 않은 경우가 대부분이다. 당뇨병으로 진단받기 훨씬 전부터 베타세포의 기능 저하가 서서히 진행되어 왔기 때문이다. 당뇨병으로 진단된 이후에도 베타세포의 감소와 기능 저하는 지속적으로 나타나게 된다. 만약 혈당 조절 상태가 불량하다면 베타세포의 기능 저하 속도는 가속력을 받게 된다. 이러한 의미에서 베타세포를 보호하고 회복시키려는 노력은 당뇨병의 관리에 매우 중요한 열쇠가 된다. 베타세포의 증식 및 재생 등 베타세포를 보호하려는 연구가 끊임없이 진행되고 있는 이유도 이 때문이다.

앞에서 얘기를 꺼낸 40대 초반의 남성은 당뇨병 진단을 받고 내내 절망한 표정으로 얘기했다. 하지만 모친의 병으로 인해 당뇨병에 대한 관심이 높은 상태여서 조기에 병을 찾아낼 수 있었던 것이다. 오랜 시간 진행된 상태에서 발견했다면 치료법 선택에 제한이 많았겠지만 조기 진단을 통해 적절한 치료로 베타세포를 최대한 보호한다면 보다 건강한 삶을 영위할 수 있을 것이다.

인슐린 결핍을 유발할 수 있는 비만과 운동 부족

앞서 얘기했지만 당뇨병은 꼭 비만한 사람에게서만 나타나는 질환이 아니다. 그럼에도 불구하고 비만이 당뇨병을 정의하는 일반적인 기준이 된 것은 그만큼 당뇨병 환자 중에 비만한 사람이 많기 때문이다. 그렇다면 왜 비만한 사람에게서 당뇨병이 많이 나타나는 것일까.

비만은 섭취 에너지가 소비 에너지보다 많을 때 생긴다. 예를 들어 하루 3,000~4,000kcal를 섭취하는 보통 체격의 성인 남성이 있다고 치자. 체격 요건, 활동량에 따라 개인차가 존재하지만 평균적으로 성인 남성이 하루에 섭취해야 할 권장 열량은 2,000~2,500kcal 정도이다. 이 남성이 규칙적인 운동을 하지 않고 활동량도 특별히 많지 않다면 하루 1,000~1,500kcal 정도를 과잉 섭취하고 있는 것이다. 남성은 머지않아 비만 환자가 될 것이다.

당뇨병은 '부자병'이나 '서구병'으로 불리기도 하는데 이는 너무 오래된 기준에 맞추어진 잘못된 이름이다. 2000년대 초반, 웰빙 바람이 불면서 사람들은 기름지고 자극적이고 칼로리가 높은 음식보다는 담백한 저칼로리의 음식을 선호하기 시작했다. 오히려 경제적인 여유를 가진 사람들이 웰빙 바람에 더 동참한 게 사실이다.

서구의 선진국 국민들도 마찬가지다. 과거 서구의 당뇨병 유병률이 아시아나 개발도상국에 비해 높았던 것은 사실이지만 최근에는 거의 변화가 없다. 오히려 아시아와 개발도상국의 당뇨병 유병률이 늘고 있는 추세다. 때문에 당뇨병은 부자병도 서구병도 아니다. 다만 적정 칼로리를 섭취하지 않고 매 끼니 과잉 섭취하면서 운동 부족까지 겹친다면 비만이 되고, 비만이 되면 더 이상 당뇨병의 안전지대에 있다고 할 수 없다.

최근 우리나라에서 당뇨병 환자가 급증하고 있는 것은 비만 인구도 급증하고 있다는 얘기다. 비만이 되면 인체는 같은 정도의 혈당을 조절하기 위해 더 많은 양의 인슐린을 필요로 한다. 오염된 물을 맑게 해주는 가루가 있다고 생각해보자. 맥주잔과 소주잔에 각각 오염된 물이 가득 차 있다면 어느 쪽에 가루를 더 많이 넣어야 할까. 당연히 많은 양의 오염된 물이 들어 있는 맥주잔일 것이다. 비만한 몸의 혈당을 정상적으로 조절하기 위해서는 그만큼 많은 양의 인슐린이 필요하다는 얘기다.

우리 몸의 베타세포에서 많은 양의 인슐린을 끊임없이 분비할 수 있다면 혈당 조절에 아무런 문제가 되지 않겠지만 인슐린을 분비하는 능력에는 한계가 있다. 베타세포가 최대한 인슐린을 만들어 낸다고 해도 언젠가는 인슐린 결핍이 될 수밖에 없다. 인슐린의 결핍은 혈당의 비정상화를 초래하고 결국 당뇨병이 발생하는 것이다. 특히 복부비만과 내장비만이 있는 경우 그 위험성이 더욱 크다고 알려져 있다. 따라서 단순히 체중 감량을 목표에 두기보다는 체지방을 줄이는 것이 우선이다. 체지방을 줄이기 위해서는 탄수화물의 과잉 섭취, 기름진 음식 섭취를 자제하고 운동을 습관화해야 한다.

표준 체중과 하루 섭취 열량

자신의 신체 조건에 맞는 표준 체중과 하루섭취 열량을 체크하는 것도 비만을 예방하기 위한 첫걸음이다. 표준 체중을 구하고 그에 따른 하루 섭취 열량을 체크해보자.

표준 체중 구하기
표준 체중(kg) = (키(cm)-100)×0.9
정상 체중 = 표준 체중의 90~110%

표준 체중과 활동량에 따른 하루 섭취 열량
가벼운 활동(사무직) = 표준 체중×20~30kcal
보통 활동(주부, 학생) = 표준 체중×30~35kcal
심한 활동(운동선수, 노동자) = 표준 체중×35~40kcal

예 키 172cm, 몸무게 70kg인 사무직 남성의 표준 체중과 하루 섭취 열량
표준 체중 = (172-100)×0.9 = 64.8kg
1일 섭취 열량 = 64.8kg×30kcal = 1,944kcal

키 172cm에 몸무게 70kg인 사무직 남성의 경우 표준 체중은 64.8kg이다. 표준 체중 64.8kg에 가벼운 활동량을 기준으로 30kcal를 곱하면 1,944kcal가 나온다. 이것이 이 남성의 체격 조건에 맞는 하루 섭취 열량이다. 개인의 신체 조건과 활동량에 따라 표준 체중과 섭취 열량은 차이가 있다.

혈당을 올리고 인슐린 효과를 감소시키는 스트레스

우리가 매일같이 접하는 각종 매체에서는 현대인의 스트레스와 관련된 이야기들이 끊임없이 쏟아져 나오고 있다. 만병의 근원이 스트레스에서 비롯된다며 그 위험성에 대해 심각하게 경고하고 있지만 막상 현대인들은 '어쩔 수 없다'며 스트레스를 대수롭지 않게 받아들이고 있다. 그래서일까? 우리나라는 이미 스트레스가 높은 국가 1위, 자살률 1위, 국민행복지수 하위권을 기록하는 나라라는 오명을 쓰고 있기도 하다. 문화와 경제가 빠르게 성장하면서 그만큼 현대인이 안고 가야할 각종 스트레스도 함께 증가하고 있는 것 같다. 오늘 내로 처리해야 하는 산더미 같은 업무, 출퇴근의 교통지옥, 이번 달 결제할 카드 값, 직장 상사와의 갈등, 끝도 없는 집안일 등 다양한 스트레스에 노출되어 있다.

사전적 의미로는 '적응하기 어려운 환경에 처할 때 느끼는 심리적·신체적 긴장 상태'를 스트레스라고 한다. 하지만 스트레스를 그저 심신의 긴장 상태로만 가볍게 여기거나 어쩔 수 없이 감수해야 하는 일상쯤으로 여겨서는 절대 안 된다. 스트레스가 장기간 지속되면 심장병, 위궤양, 고혈압 등과 같은 질병을 유발하거나 불면증, 우울증 등의 정신적 장애를 가져오기도 한다. 이렇듯 스트레스로 인해 여러 가지 질병의 위험에 노출되어 있지만 무엇보다 당뇨병에도 영향을 미칠 수 있다는 사실을 반드시 기억해야 한다.

스트레스를 받으면 우리 인체는 스트레스에 반응하는 호르몬을 방출한다. 코티졸, 글루카곤, 성장호르몬, 카테콜아민 등이 대표적인 스트레스 호르몬이다. 문제는 이들이 인체의 저항력을 높이는 과정에서 혈당을 함께 올리고 인슐린의 효과는 감소시킨다는 것이다. 따라서 심한 외상 환자, 큰 수술을 앞둔 환자, 우울증 환자에게서 당뇨병이 동시에 발생하기도 한다.

하지만 스트레스를 받는다고 해서 모든 사람이 당뇨병에 걸리는 것은 아니다. 당뇨병이 발생할 가능성이 많은 사람이 지속적으로 극심한 스트레스에 노출되면 당뇨병 발생 시기가 조금 앞당겨진다고

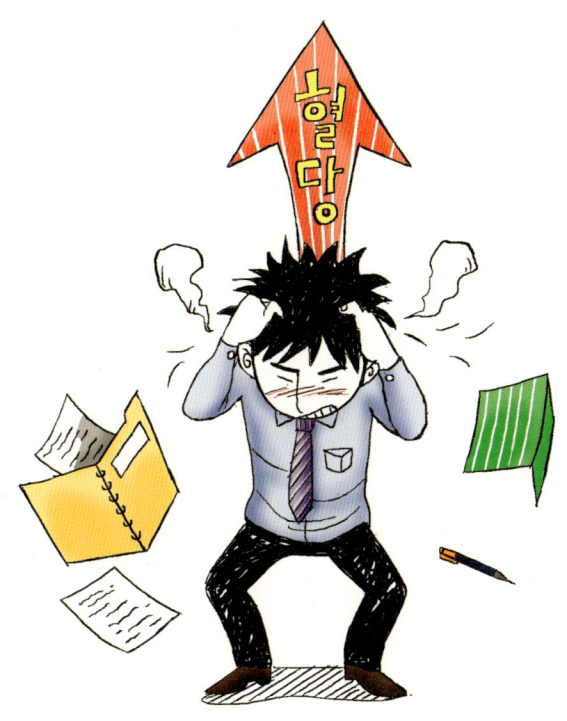

보는 것이 맞다. 단지 일상에서 받는 스트레스로 인해 모든 사람이 당뇨병에 걸린다면 우리나라는 '당뇨병 발병 1위 국가'라는 오명을 써야 할지도 모른다.

기억해야 할 것은 스트레스가 혈당을 올리고 인슐린의 효과를 감소시키기 때문에 평상시 스트레스 관리가 중요하다는 것이다. 극심한 스트레스로 인해 당뇨병이 나타나고 그 원인을 제거하면 사라지기도 하지만 스트레스는 엄연히 당뇨병에 영향을 미치기 때문이다. 특히 이미 당뇨병을 앓고 있는 환자가 스트레스를 받으면 더욱 위험하다. 스트레스 호르몬이 상승해 혈당이 두 배 이상 오르면 문제가 심각해지기 때문이다. 만약 당뇨병 환자가 육체적으로나 정신적으로 심하게 스트레스를 받고 있다면 그 원인을 찾아 빨리 없애는 것이 중요하다. 스트레스를 풀기 위한 적당한 운동, 자신이 즐길 수 있는 취미 활동, 즐겁고 긍정적인 마음을 갖는 것은 당뇨병 예방에도 좋고 심신 건강에도 이롭다.

과식과 폭식, 자극적인 음식을 선호하는 식습관

과거 우리 민족은 채식이나 곡물을 주로 섭취하는 식생활 패턴을 지니고 있었다. 그러나 경제가 발달하고 사회가 급변하면서 좀 더 간편하고 자극적이고 기름진 음식을 선호하게 되었다. '웰빙 트렌드'

는 한국인의 식습관을 담백하고 자극적이지 않은 음식을 천천히 즐기도록 바꿔놓기는 했지만, 아직도 한국 사람은 뜨겁고, 맵고, 기름진 음식에 열광한다. 특히 동물성 지방과 동물성 단백질의 지나친 섭취가 당뇨병을 비롯한 각종 성인병을 유발하는 요인이 되고 있다.

당뇨병의 원인에는 유전적, 환경적 요인이 함께 작용하는데 이 중 잘못된 식습관은 당뇨병 발병의 주요 원인이 되는 경우도 있다. 이런 당뇨병 환자의 대부분은 삼겹살, 인스턴트식품, 맵거나 짠 자극적인 음식을 선호하는 편이다. 바쁜 업무로 인해 한꺼번에 몰아서 폭식을 하거나, 매 끼니마다 지나치게 배부르도록 먹고 보는 과식 습관이 몸에 배어있는 불규칙한 식습관을 가진 사람들이 대부분이다. 또한 무조건 굶는 식의 잘못된 다이어트에 반복적으로 실패하면서 과식과 폭식이 습관화된 사람도 있다. 유독 당뇨병을 앓고 있는 사람들 중 나쁜 식습관을 가진 사람이 많다는 것은 거꾸로 생각해보면 나쁜 식습관이 당뇨병을 유발하는 독이 된다고 짐작할 수 있을 것이다.

음식물의 과잉 섭취, 탄수화물의 과다 섭취로 혈당이 급격히 올라가면 췌장의 베타세포가 해야 할 일이 많아진다. 더 많은 양의 인슐린을 분비해 혈당을 제자리로 돌려놓아야 하기 때문이다. 갑자기 많은 일을 하는 베타세포는 곧 지치게 되고 결국 인슐린의 원활한 분비가 이루어지지 못해 당뇨병으로 이어질 수밖에 없다.

과식이나 폭식은 비만을 유발한다. 자극적인 음식을 섭취했을 때도 마찬가지다. 맵고 짠 조림음식이나 찌개, 탕류를 먹었을 때 더 많은 양의 탄수화물을 섭취하게 되고 이 역시 비만을 유발하게 된다. 앞에서도 얘기했지만 당뇨병의 원인 중 비만이 큰 비중을 차지하기 때문에 살이 찌지 않는 식습관을 유지하는 것이 무엇보다 중요하다.

당뇨병을 예방하는 좋은 식습관은 그리 어려운 것이 아니다. 짜고, 맵고, 기름진 음식보다는 담백한 음식을 먹도록 하고, 특정 식재료나 식품군을 위주로 한 식사보다는 영양 밸런스를 맞추면 된다. 또 굶거나 폭식을 하지 않고 최대한 규칙적인 식습관을 갖는 것이 좋다. 자신이 먹는 음식에서 조금만 양을 덜어내고 조금만 간을 약하게 해서 차근차근 교정해나가면 된다. 무리한 다이어트를 하지 않

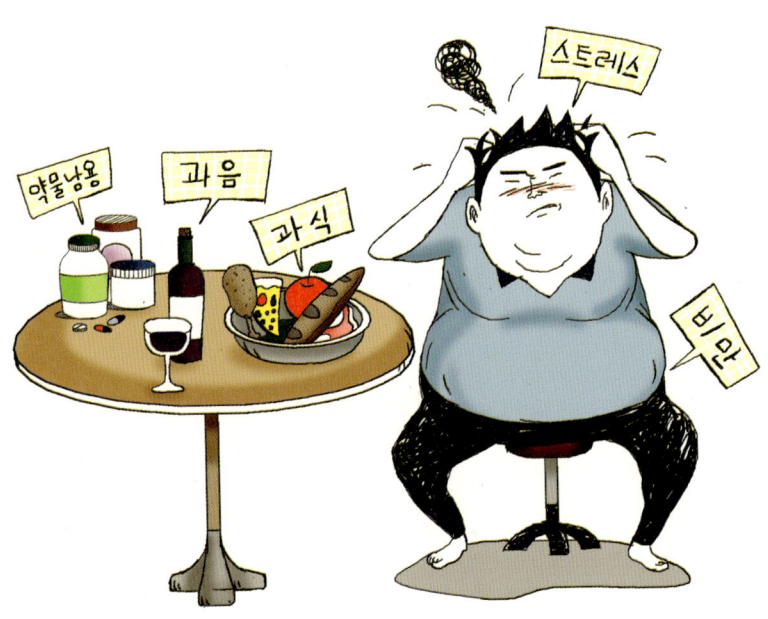

아도 비만으로부터 멀어질 수 있고 당뇨병 및 각종 성인병을 유발하는 원인을 최대한 줄일 수 있게 된다. 올바른 식습관을 갖는 구체적인 방법은 3파트에서 좀 더 자세히 다루기로 하자.

최대 30~50%를 차지하는 유전적 소인

"언젠간 저도 이렇게 될 줄 알았어요. 부모님 모두 당뇨병을 앓으셨거든요."

당뇨병 진단을 받은 40대 후반의 여성은 '드디어 올 것이 왔다'라며 체념한 듯 이야기했다. 제2형 당뇨병 가족력을 가진 이 여성은 오랫동안 '부모가 모두 당뇨병이면 반드시 유전된다'라는 생각을 하고 있었고 결국 자신이 당뇨병 진단을 받자 '100% 유전'이라는 잘못된 생각을 더 확고히 하는 듯했다.

그렇다. 이 여성의 생각은 완전히 잘못된 생각이다. 물론 당뇨병이 유전적 소인이 중요한 질환이라는 것은 부정할 수 없다. 하지만 당뇨병 자체가 부모로부터 유전되는 것이 아니라 당뇨병에 걸리기 쉬운 소질이 유전된다는 것이 더 정확하다. 부모에게서 비만이 되기 쉬운 유전적 소인을 물려받았더라도 자신이 비만이 되지 않기 위해 규칙적인 운동을 하고 좋은 식습관을 가졌다면 비만해지지 않을 확률이 더 높다. 다시 말해 유전적 소인이 있다고 해서 반드시 당뇨병 환자가 되는 것은 아니며, 유전적인 소인을 가진 사람에게 여러 가지 환경적 요인이 함께 작용하여 당뇨병이 생기게 되는 것이다.

확률적으로는 부모 중 한쪽이 당뇨병인 경우 자녀가 당뇨병에 걸릴 가능성은 30~40% 정도이고, 부모가 모두 당뇨병인 경우는 40~50% 정도다. 하지만 이러한 통계 수치도 어디까지나 통계일 뿐 절대적인 것은 아니다. 당뇨병은 일반적인 유전병과는 달리 유전적 소인을 타고났다고 해도 반드시 그 병에 걸리는 것이 아니다. 유전적 소인을 타고난 사람이 당뇨병에 걸릴 확률은 일반인보다 높겠지만, 환경적 요소가 당뇨병 발병에 더 큰 원인으로 작용한다는 것을 기억해야 한다. 당뇨병의 가족력을 이야기할 때 가족은 직계 가족을 의미하고, 이때 직계 가족이라 함은 부모, 형제, 자식을 의미한다. 즉, 부모가 모두 당뇨병이 없어도 형제 중에 당뇨병이 있다면 부모가 당뇨병이 있는 것과 똑같이 '당뇨병이 생기기 쉬운' 유전적 소인을 가진다고 생각해야 한다.

가족 구성원의 대부분이 비만한 가족은 비슷한 식습관과 생활 습관의 영향을 받는다는 보고도 있다. 당뇨병 역시 유전적 영향을 받기는 하지만 그것보다는 비슷한 식습관과 가족 구성원의 잘못된 생활 습관에서 더 큰 영향을 받을 수 있다. 부모나 가까운 친척의 상당수가 당뇨병을 앓고 있다고 해서 자신도 머지않아 당뇨병을 앓을 것이라는 잘못된 생각으로 자포자기해서는 안 된다.

비만이나 운동 부족, 잘못된 식습관, 스트레스, 약물 남용, 감염 등의 환경적인 요인을 피하고 당뇨병 증상이 없더라도 정기적인 검사를 받는다면 충분히 예방할 수 있다. 최근에는 이미 발병한 당뇨병을 치료하는 것에만 그치는 것이 아니라 당뇨병이 발병할 수 있는 요인을 가진 사람들을 찾아내서 사전에 예방하기 위한 연구가 지속되고 있다.

혈당 변동에 영향을 미치는 약물 남용

실제로 우리가 사용하고 있는 약물 중에는 잘 쓰면 약, 잘못 쓰면 독이 되는 것들이 많다. 의약분업 시행에도 불구하고 불필요한 약물을 남용하는 경우가 많은데, 치료를 목적으로 사용하는 약물은 반드시 의사와 상의 후 적정 용량을 최적의 시기에 사용해야 최상의 효과를 기대할 수 있다. 특히 당뇨병의 유전적 소인을 지니고 있다거나 비만, 운동 부족 등 환경적 소인을 지닌 사람들은 일반적으로 부신피질호르몬제(스테로이드), 이뇨제, 경구 피임약 등의 몇 가지 약물을 남용해서는 안 된다.

지금이야 의사의 처방이 있어야 부신피질호르몬제를 구입할 수 있지만, 의약분업 이전에는 처방전 없이 약국에서 부신피질호르몬제를 쉽게 구입할 수 있었다. 특정한 질병이 없어도 기분이 좋아지고 입맛이 좋아진다고 약의 효과를 오해해 오남용하는 사례가 종종

남용하면 당뇨병을 유발할 수 있는 약물

다음과 같은 약물을 장기간 사용하는 경우 당뇨병 소질을 가지고 있는 사람에게 영향을 끼칠 수 있다. 다른 질환의 치료 중 약물에 의해 발생한 당뇨병은 원인을 제거하면 원상태로 돌아오기도 한다. 하지만 반드시 의사와 상의 후 복용하는 것이 바람직하다.

부신피질호르몬제(스테로이드) 신경통, 류머티즘, 천식, 알레르기성 질환 등에 사용하는 부신피질호르몬제는 당의 생산을 증가시키고 인슐린의 작용을 억제한다.

이뇨제 에타크린산(ethacrynic acid)과 푸로세마이드(furosemide)는 당뇨병 발생에 영향을 주는 것으로 알려져 있다. 다만, 스피로노락톤(spilonolactone)은 예외로 알려져 있다. 고혈압 환자용 이뇨제 티아지드(thiazide)계 약물은 고용량 사용시 인슐린 분비 장애를 초래한다. 대부분 약을 중지하면 회복되지만 반드시 의사의 처방으로 사용해야 한다.

경구 피임약 일부 경구 피임약은 혈당 조절을 악화시키거나 정상인에게서도 당뇨병을 유발할 수 있다고 알려져 있다. 특히 고용량의 에스트로겐 제제, 합성 황체호르몬을 포함하는 약제는 고혈당을 유발한다. 과거 병력상 임신성 당뇨병이 있었던 여성들은 특별히 주의해야 한다. 프로게스테론(progesterone) 단일 제제는 예외로 알려져 있다.

교감신경 흥분제 슈도에페드린(pseudoephedrine), 에피네프린(epinephrin) 등은 글리코겐이 당으로 변환되는 것을 촉진시키기 때문에 혈당을 빠르게 올린다.

갑상선 기능저하증 약물 일부 갑상선 기능저하증 약물로 치료를 시작한 지 2주일이 지나면 공복 시 혈당량이 현저히 증가하는 것이 관찰되기도 한다. 갑상선 기능저하증으로 치료를 받고 있다면 수시로 혈당을 체크해야 한다.

고혈압 치료제 디아족사이드(diazoxide) 성분은 강력한 항고혈압 작용이 있어 중증 고혈압 치료에 사용된다. 임상적으로 현저한 고혈당이 생기기 때문에 주의해야 한다.

있었다. 이 시기에 한 당뇨병 환자가 응급실로 실려 온 경우가 있었다. 당뇨병 조절이 생각처럼 잘되지 않고 체중이 점점 줄고 기운이 없자 주위에서 하는 말을 듣고 부신피질호르몬제를 장기간 복용했다는 것이다. 결국, 혈당이 너무 높아져 한밤중에 응급실을 찾게 된 것이다.

부신피질호르몬제는 흔히 '스테로이드'라고 불리는 호르몬제로 임상에서 많은 질환의 치료에 이용되고 있다. 관절염, 기관지 천식, 신경통, 각종 피부 질환 등에 보다 빠른 효과를 볼 수 있어 사용되고 있지만, 장기간 복용하게 되면 약물 내성과 면역력 저하 등의 부작용을 가져올 수 있다. 하지만 더 큰 문제는 부신피질호르몬제가 인슐린의 작용을 방해하기 때문에 혈당을 상승시켜 당뇨병을 일으키거나 악화시킬 수 있다는 것이다. 특히 유전적 소인을 가지고 있는 사람은 반드시 의사와 상의 후 투약해야 한다.

살을 빼기 위해 무분별하게 복용하는 이뇨제도 마찬가지다. 이뇨제는 원래 수분을 배출해 부종과 고혈압을 치료하는 용도로 사용된다. 하지만 약물을 이용해 비만을 치료하는 환자들에게 처방되기도 한다. 의사의 지시에 따라 적절하게 복용하면 질병 치료에 도움이 되지만 일부 이뇨제를 무분별하게 복용했을 때 혈당 조절이 되지 않는 경우가 발생할 수 있다. 만약 고혈압, 신부전, 심부전 등의 질병 치료로 이뇨제를 복용하고 있다면 반드시 혈당의 추세를 주기적으로 관찰할 필요가 있다. 특히 어떤 종류의 이뇨제는 몸속 칼륨을 배

출시켜 근무력증이나 쇠약감을 초래할 수 있기 때문에 당뇨병, 고지혈증, 통풍 환자는 반드시 의사의 지시에 따라야 한다.

경구 피임약을 복용할 때도 당뇨병에 주의해야 한다. 경구 피임약은 인슐린의 생산을 저해하기 때문에 당뇨병의 유전적 소인을 가진 사람이나 당뇨병 환자가 장기간 피임을 해야 하는 경우 다른 피임 방법을 선택하는 것이 좋다. 이밖에도 갑상선 기능저하증 약물이나 강력한 항고혈압제, 진통제 등의 사용은 의사와 충분한 상담을 통해 처방받아야 한다.

연령, 성별, 감염증 등에서 오는 기타 원인

구미 각국에선 당뇨병 발병 점유율이 남성보다 여성이 더 높은 것으로 나타났다. 하지만 동양의 조사에서는 남성이 더 높게 보고되고 있다. 왜 이런 차이를 보이는 것일까. 물론 인종별 소인이 작용하겠지만, 동양보다 비만형 여성들이 많다는 것이 문제가 되는 것으로 보인다. 19세기 후반까지만 해도 유럽에서는 남성의 발병률이 훨씬 높았다. 하지만 유럽 여성이 최근 백 년간 남성 점유율을 뛰어넘게 된 데는 생활양식, 식생활의 변화가 원인이 되었다고 할 수 있다.

우리나라의 경우 아직은 여성의 점유율이 낮은 편이다. 하지만 여러 연구진의 보고에 따르면 2025년경에는 임신, 여성호르몬, 생활양식 변화 등으로 인해 여성의 비율이 약 10% 정도 웃돌 것으로 예상한다. 건강보험심사평가원의 2005~2009년 조사 결과 성별 점유율은 남성이 약 52%, 여성이 약 48%로 남성 환자가 다소 많은 것으로 나타났다. 연도별 평균증가율도 현재 시점에서는 남성이 꾸준히 증가하는 추세다.

문제는 이뿐만이 아니다. 당뇨병 발병 연령도 점차 낮아지고 있어 더욱 심각한 상황이다. 당뇨병은 남녀를 통해 60대가 가장 많아 중년 이후부터 발병하는 대표적인 성인병 중 하나였다. 하지만 최근 그 연령이 점차 낮아지고 있다는 것은 식생활과 생활양식의 변화에 원인이 있다는 것을 짐작할 수 있다. 특히 30~50대 당뇨병 환자의 62%가 남성으로 여성의 약 두 배에 이른다. 불규칙한 식습관, 운동 부족, 인스턴트식품의 잦은 섭취로 발생하는 비만이 젊은 층에서 두드러지게 나타나는 것과 연관지을 수 있다.

이러한 환경적인 소인을 제외하면 당뇨병은 연령대별로 점차 증가 추세를 보이며, 특히 40~50대에서 급격히 증가한다. 그러다 60대에 들어서며 최고 점유율을 기록하고 있다. 점유율이야 어찌 됐건

구분		2005년	2006년	2007년	2008년	2009년
점유율	남	51.5%	52.1%	52.3%	52.4%	52.6%
	여	48.5%	47.9%	47.7%	47.6%	47.4%

〈건강보험심사평가원 보도자료〉

당뇨병 성별 점유율(2005~2009년)

결론은 나이가 들면서 당뇨병 환자가 많아진다는 것이다. 그렇다면 왜 나이가 들면서 당뇨병의 발병률이 증가하는 것일까.

  이유는 나이가 들면서 혈당은 점점 높아지지만, 혈당을 낮추는 인슐린 분비세포가 노화하기 때문에 그 기능을 제대로 하기 어렵기 때문이다. 게다가 운동 부족, 영양 상태 불량, 다른 약제의 남용 등으로 당뇨병을 유발하는 요인이 더 많이 늘어난다는 것이다. 면역력이 약해져 감염증에 걸리면 신체의 저항력이 떨어지고, 당 대사도 나빠지게 되어 당뇨병이 발생하기 더욱 쉽다. 감염증은 큰 수술을 받은 환자나 낮은 연령층에서도 나타날 수 있지만 면역력이 낮아진 상황에는 더욱 주의해야 한다. 때문에 연령이 증가할수록 규칙적인 생활을 하도록 노력하고 정기적인 당뇨 검사를 통해 당뇨병 예방에 주의를 기울여야 한다.

구분	2005년	2006년	2007년	2008년	2009년
20세 미만	0.7%	0.6%	0.5%	0.5%	0.5%
20~29세	1.4%	1.3%	1.1%	1.1%	1.0%
30~39세	5.8%	5.3%	4.9%	4.7%	4.4%
40~49세	17.2%	16.5%	15.6%	15.2%	14.9%
50~59세	25.6%	25.8%	25.9%	25.8%	26.1%
60~69세	30.5%	30.2%	30.1%	29.7%	29.0%
70세 이상	18.8%	20.3%	21.9%	23.1%	24.0%

〈건강보험심사평가원 보도자료〉

당뇨병 연령별 진료 인원 및 점유율(2005~2009년)

당뇨병으로 인해 나타나는 자각증상

흔히 알려져 있는 삼다(三多) 현상만이 당뇨병의 증상은 아니다. 본인이 전조증상을 느끼기 시작했을 때는 이미 당뇨병에 걸린 경우가 많다. 주기적인 건강검진을 통해 조기에 발견하여 치료 시기가 늦어지지 않도록 해야 한다.

스스로 느낄 수 있는 증상은 전조증상이 아니다

요즘은 주기적으로 건강검진을 하거나 직장 건강검진을 통해 당뇨병을 조기에 발견하는 경우가 많다. 불과 몇 년 전까지만 해도 자신이 당뇨병 환자인지 모르고 지내다 어느 날 갑자기 고혈당으로 쓰러져 응급실로 실려 오는 경우가 종종 있었다. 이렇게 갑자기 고혈당으로 쓰러져야만 당뇨병이라는 사실을 알게 되는 것은 절대 아니다. 당뇨병으로 나타나는 증상들은 여러 가지가 있다. 이들 증상만 주의 깊게 관찰해도 당뇨병의 치료 시기를 최대한 앞당길 수 있다.

가장 대표적인 자각증상으로 물을 많이 마시고, 소변을 자주 보고, 음식을 많이 섭취하는 삼다(三多) 현상을 꼽고 있지만 이러한 증상이 나타나지 않는다고 해서 당뇨병으로부터 안전하다고는 할 수 없다. 이밖에 또 다른 형태로 나타나는 당뇨병의 자각증상도 여러 가지가 있기 때문이다. 다만 이와 같은 증상들이 당뇨병을 사전에 발견해 예방할 수 있는 전조증상은 아니기 때문에 이에 대한 오해는 없도록 해야 한다.

수많은 당뇨병 환자를 볼 때마다 '당뇨병에 걸리기 전 나타나는 전조증상들이 있다면 이렇게 많은 인구가 당뇨병에 노출되지는 않았을 텐데….'라는 아쉬움이 생긴다. 자신이 당뇨병에 걸렸는지도 모른 채 살아가다 어느 날 아무런 의심 없이 마신 음료 한 잔에, 과자 한 봉지에 쓰러져 병원으로 오는 최악의 경우도 있으니 여러 가지 자각증상을 수시로 체크해 당뇨병을 조기에 발견하는 것이 치료에 훨씬 도움이 된다. 그럼 이제 당뇨병으로 인해 나타나는 자각증상을 알아보자.

● 목이 마르고 소변량이 늘어나고 항상 배가 고프다

삼다 현상이 나타나는 시점은 이미 혈당이 상당히 높은 경우로 우리 몸에서 신호를 보내는 것이다. 사실상 삼다 현상이 나타난다고 해서 그로 인해 병원을 찾는 사람은 그리 많지 않다. '물을 많이 마시니 화장실을 자주 가고, 화장실을 자주 가니 물을 많이 마시는 것'이라고 생각하는 게 대부분이고 그저 '요즘 식욕이 좋다' 정도로 여길 뿐이다. 때문에 이러한 증상이 나타났을 때 바로 병원을 찾아 당뇨병을 찾아내기란 쉬운 일이 아니다. 이러한 상태가 지속되고 또 다른 증상이 나타나 병원을 찾으면 이미 당뇨병이 한참 진행된 경우가 대부분이다.

"땀을 많이 흘리는 체질이라 워낙 물을 많이 마셨는데 그게 당뇨병 때문이었을까요? 그럼 그때 병원에 왔더라면 당뇨병에 걸리지 않았을 수도 있었겠네요?"

2년째 당뇨병으로 병원을 찾고 있는 50대 후반의 남성은 처음 당뇨병 진단을 받았을 때 이렇게 얘기했다. 이 남성 역시 삼다 현상을 당뇨병의 전조증상으로 이해하고 있는 케이스다. 하지만 이 남성 역시 오랜 기간 고혈당으로 인해 삼다 현상이 나타났지만, 그저 자신의 체질이라고만 여겼을 뿐이다. 그렇다면 삼다 현상은 왜 나타나는 것일까.

신장은 혈액을 걸러 노폐물을 소변으로 내보내는 역할을 한다. 이때 혈액 중에서 액체 성분(혈청)이 사구체를 투과해 소변으로 농축되는 과정에서 우리에게 필요한 것(포도당 포함)은 모두 재흡수된다. 하지만 혈당이 높아지면 투과된 포도당을 다 흡수하지 못한 채 소변으로 빠져나가게 되는데, 이때 당이 수분을 함유한 채 배설되므로 소변량이 많아지게 된다.

정상인의 경우 공복 혈당이 70~100mg/dL 정도이고 식사를 하고 난 후에라도 140mg/dL 이상은 되지 않는다. 만약 혈당이 180mg/dL

이상이 되면 혈액 속에 당이 많이 녹아있고 탈수가 동반되어 끈적한 형태로 농도가 짙어진다. 우리 몸은 이 농도를 정상 형태로 만들기 위해 많은 양의 수분을 섭취하게 된다. 많은 양의 수분을 섭취한 당뇨병 환자의 소변량이 늘어나는 것은 당연한 이치다. 하루 1~1.5L가 정상적인 사람의 소변량이라면 당뇨병 환자의 소변량은 2L 이상이 된다.

배고픔을 자주 느끼는 증상도 마찬가지다. 세포 속으로 들어가 에너지원으로 쓰여야할 당이 혈액 속을 떠돌다 그대로 소변으로 배출되니 아무리 많이 먹어도 우리 몸의 세포는 배고픔을 느낄 수밖에 없다. 아무리 많은 양의 음식을 먹어도 결과적으로는 당분이 세포로 들어가 에너지원이 되지 못하는 악순환이 반복될 뿐이다. 이러한 경우 과식을 하기 때문에 혈당은 더욱 높아질 수 있다.

● **이유 없이 살이 빠지고 항상 무기력하다**

우리 몸이 정상적인 활동을 하려면 에너지가 필요하다. 당뇨병은 신체의 에너지원으로 쓰이는 포도당의 조절과 활용에서 문제가 비롯되기 때문에 적절한 치료가 이루어지지 않으면 일상생활에 필요한 충분한 에너지를 얻지 못하게 된다. 태양열이나 기름, 전기, 건전지로 움직이는 물체에 제대로 에너지가 공급되지 않으면 그 물체가 작동하지 못하는 것은 당연한 얘기다. 우리 인체 역시 원활한 에너지 공급과 소비가 이루어지지 못하면 나른하고 기운 없는 무기력한 상태가 나타날 수밖에 없다.

우리 몸에서 에너지원으로 사용되는 포도당은 세포 안으로 이동되어야 비로소 에너지로 사용될 수 있다. 포도당이 세포 속으로 들어가려면 인슐린의 도움이 필요하다. 고혈당은 인슐린이 부족하거나, 충분하더라도 세포 속으로 이동시키는 기능을 제대로 발휘하지 못할 때 나타난다. 결국, 인슐린의 문제로 에너지가 활용되지 못하면 그다지 힘든 일을 하지 않았는데도 쉽게 피로하고 몸이 나른해지는 것을 느낄 수 있다.

당뇨병의 발병률은 비만한 사람에게서 더 높게 나타나지만, 당뇨병이 한참 동안 진행된 사람은 오히려 체중 감소를 호소하는 경우가 있다. 이유는 간단하다. 에너지원으로 사용되어야 할 포도당이 제 역할을 못하니 우리 몸은 필요한 에너지를 지방이나 단백질에서 충당하게 된다. 그런 과정이 반복되다보면 지방과 단백질로 구성된 살과 근육이 소실되어 점차 체중이 줄고 몸이 야위게 되는 것이다.

● **손발이 떨리고 저리다**

흔히 당뇨병은 혈당이 높아져 그 조절이 어려워서 생기는 병이지만 어떠한 기전으로 갑자기 혈당이 낮아져서 문제가 되는 경우도 있다. 저혈당이 생기는 기전은 2파트에서 알아보기로 한다. 일단 저혈당이 발생하면 손끝이나 발끝이 저리고 떨리며 온몸에 식은땀이 흐르게 된다. 어지럼증이 생기기도 하고 심한 경우 의식을 잃을 수도 있다.

당뇨병이 진행됨에 따른 말초 신경계의 이상으로 손발 저림 증상이 나타나기도 한다. 당뇨병 환자의 혈액 속에는 포도당의 농도가 높아 혈액 자체의 점성이 높아지게 된다. 원활한 혈액순환이 이루어지지 못하고 각 세포에 영양분뿐만 아니라 산소 공급도 제대로 이루어지지 못해 특히 신체의 말단 부위에 이와 같은 증상이 나타나게 된다.

손발이 떨리고 저린 증상은 단순한 혈액순환 장애일 가능성도 있지만, 중년 이후에는 쉽게 넘겨서는 안 되는 증상들이다. 당뇨병이나 고혈압, 고지혈증 등 원인 질환의 유무를 반드시 확인하고 치료해야 한다. 만약 뇌졸중 위험인자를 가졌다면 뇌 질환의 전조증상일 수 있기 때문에 주의를 기울여야 한다.

● 기억력이 부쩍 감퇴했다

당뇨병으로 치료를 받고 있는 환자들에게서 '요즘 부쩍 깜빡깜빡하는데, 이것도 당뇨병 때문인가요?'라는 질문을 받기도 한다. 최근 당뇨병과 기억력 감퇴에 대한 연구도 상당수 이루어지고 있다. 한 보도에 따르면 제2형 당뇨병과 기억력 감퇴가 밀접한 연관성이 있는 것으로 보고되고 있다. 45~70세까지 약 2,600명의 대상자를 5년 동안 관찰한 결과 제2형 당뇨병 환자들은 그렇지 않은 군에 비해서 기억력 및 빠르게 생각하는 능력이 세 배가량 감퇴한 것으로 나타났다고 한다. 주로 60세 이상에서 나타나는 경향이라고 하는데, 사실 기억력은 나이와 더불어 서서히 감퇴하는 것이 흔한 일이라 당뇨병으로 인해 기억력이 나빠진다고 하기에는 다소 무리가 있어 보인다.

> **TIP 뇌동맥경화증**
> 뇌동맥의 경화에 의하여 만성적인 뇌혈류 장애가 일어난 상태를 말한다.

이밖에도 국외 연구진이 연구한 결과 인슐린 저항 단계에서 발견되는 인슐린의 수치 증가는 제2형 당뇨병 환자들에게서 흔히 나타나는데 알츠하이머병을 앓고 있는 환자에게서도 인슐린 수치의 증가를 발견했다는 보고도 있다.

당뇨병 때문에 기억력이 나빠지는 것은 당뇨병으로 뇌동맥경화증이 진행되었다든가 저혈당을 일으킨 경우라고 생각된다. 특히 저혈당이 수차례 반복되면 뇌세포가 손상되어 기억력 감퇴를 가져올 수 있다. 하지만 기억력이 감퇴되는 연령에서 당뇨병 발생이 많기 때문에 당뇨병의 증상처럼 보이는 부분도 있다. 당뇨병 때문에 기억력이 더욱 감퇴했다고 명확하게 정의를 내리기는 어렵지만 갑자기 기억력 감퇴를 스스로 느낀다면 반드시 체크해보아야 할 것이다.

● 월경불순이 지속되거나 성욕이 감퇴한다

폐경 전 여성에게서 월경주기의 변화는 여러 가지 질환과 연관이 있다. 정상적인 여성의 월경주기는 21~35일이며 지속적으로 이 주기를 벗어나는 경우 정상적이지 않다고 본다. 몇 해 전 발표된 미국의 한 연구 결과를 보면 월경불순이 제2형 당뇨병의 위험을 증가시킨다는 내용을 확인할 수 있다. 한국 여성의 경우도 당뇨병 환자의 월경주기가 정상 여성에 비해 긴 것으로 보고되고 있다.

월경주기가 일정하지 않은 경우 고혈압, 심혈관 질환, 다낭성 난소 증후군 등을 의심해볼 수 있다. 물론 극심한 스트레스나 환경의 변화로 일시적인 변화는 나타날 수 있지만 여러 가지 질환의 증상으로도 월경불순이 나타날 수 있다. 특히 다낭성 난소 증후군은 여러 개의 난자가 한꺼번에 성숙해 배란이 제대로 되지 않는 질환을 말하는데, 이 질환으로 인해 인슐린이 당분을 대사하는 능력이 떨어져 당뇨병에 걸릴 확률이 정상 여성에 비해 5~7배 증가하기도 한다. 결코, 가볍게 넘겨서는 안 되는 질환이다.

만약 월경불순이 지속되고 있다면 다낭성 난소 증후군과 당뇨병을 가장 먼저 의심해봐야 할 것이다. 당뇨병이 악화되고 있을 때는 온몸의 세포 기능이 저하되는데 치료를 통해 당뇨병과 함께 나타나는 증상들은 충분히 호전될 수 있다. 따라서 당뇨병이 좋아지면 월경불순 또한 정상으로 돌아간다. 특히 젊은 사람의 당뇨병에서는 그런 경향이 더욱 뚜렷하다. 월경불순이 나타날 때에는 일시적인 것으로 생각해도 좋지만 반드시 의사의 진료를 받아 정확한 원인을 찾아내는 것이 중요하다.

> **TIP 심혈관 질환**
> 심장과 주요 동맥에 발생하는 질환을 말한다. 심혈관계 질환의 대표 질병으로 고혈압, 협심증, 심근경색증, 죽상경화증(동맥경화증), 뇌졸중 등이 있다.
>
> **다낭성 난소 증후군**
> 다낭성 난소 증후군은 커진 난소에 10여 개 이상의 난포가 염주 모양을 이루고 있는 것으로, 가임기 여성 중 5~7%가 경험하는 흔한 내분비 질환 중 하나이다.

남성의 경우 당뇨병 환자 중 15~20%가량 성욕 감퇴가 발견된다는 보고가 있다. 이 경우 역시 대부분은 일시적이고 당뇨병이 좋아지면 증상이 호전될 수 있다.

● 피부가 건조하고 가려움증이 심하다

끈적한 시럽을 떠올려보자. 시럽의 점도가 너무 높다면 물을 희석해 묽게 만들 수 있다. 우리 몸의 혈액도 마찬가지다. 당이 녹아 끈적한 형태의 비정상적인 혈액을 정상으로 되돌리기 위해 몸은 많은 양의 수분을 필요로 한다. 만약 이러한 상태에 즉각적으로 수분이 공급되지 못하면 우리 몸은 세포 속에서 수분을 빼내온다. 수분을 빼앗긴 세포는 생존하지 못하거나 또 다른 증상으로 위기를 알리게 된다.

바로 피부 건조 증상이나 가려움증이다. 이러한 증세들이 당뇨병 환자에게서 모두 나타나는 것은 아니고, 또 처음부터 뚜렷한 형태로 나타나는 것도 아니다. 그래서 당뇨병의 일반적인 증상으로 보기는 어렵지만 그대로 방치하면 심각한 상태로 진행될 가능성이 있으므로 조금이라도 의심스러울 때는 의사와 상담하기를 권한다.

● 시력이 저하되거나 뿌옇게 보인다

당뇨병의 합병증으로 생길 수 있는 당뇨병성 망막증이나 백내장이 있을 경우 시력 저하나 뿌옇게 보이는 증상 등을 호소할 수 있다.

그러나 망막증의 경우에는 증상이 없는 상태에서 진행되는 경우가 많으며, 따라서 불편한 증상이 없더라도 1년에 한 번은 안과적 검진을 받아야 한다.

> **TIP 당뇨병의 증상**
>
> 당뇨병의 증상은 다양하며 간혹 개인차에 따라 나타나지 않을 수도 있다. 다음의 여러 가지 증상들이 중복적으로 나타날 때는 반드시 당뇨병을 의심해보고 전문의의 진료를 통해 당뇨병 검사를 받아보는 것이 좋다.
> - **삼다 증상** 다음, 다뇨, 다식
> - **전신 증상** 체중 감소, 피로감, 공복감
> - **신경증상** 손발 저림, 감각 상실, 냉감, 통증, 현기증, 소화불량
> - **부인과적 증상** 국소 소양증, 질염, 월경불순
> - **피부 증상** 가려움증
> - **안과적 증상** 흐릿한 시력, 사물의 색깔 변화

당뇨병 판정 기준과 검사 방법

당뇨병은 아무런 증상 없이 발견되기도 한다. 따라서 조금이라도 당뇨병이 의심스럽다면 소변 검사와 혈액 검사를 받아 보도록 하자.

객관적이고 정확하게 당뇨병을 진단하는 방법

당뇨병이 의심스러워 병원을 찾게 되면 소변 검사와 혈액 검사를 받게 된다. 소변에서 당이 측정되는지, 혈액에서 인슐린의 농도와 혈당 수치는 어떠한지 측정하게 된다. 이 두 가지 방법이 가장 일반적이고, 이밖에도 당뇨병을 진단하고 현재 상태를 알 수 있는 방법은 여러 가지가 있다. 당뇨병 검사는 병을 진단하기 위한 방법에서 그치는 것이 아니다. 어쩌면 치료 과정 중 하나로 생각하는 것이 더 정확할 수도 있다.

당뇨병 진단을 받지 않은 사람이라도 무작정 병원에서 검사를 받고 현 상태가 어떤지 감을 잡지 못하는 것보다 당뇨병의 객관적인 판정 기준 정도는 알아두는 것이 좋다. 만약 검사를 통해 당뇨병을 진단받으면 대부분 2주에 한 번 정도 외래 치료를 받는다. 식사요법이나 운동을 통해 관리가 잘되면 3달에 한 번쯤 병원을 찾아 검사를 받는 것도 좋다.

오랜 기간 당뇨병 치료를 받고 있는 환자 중에는 치료에 싫증을 내거나 대단한 병이 아니라고 생각하는 사람이 많다. 갑자기 쓰러지거나 못 견딜 정도의 고통이 동반하지 않으면 그 심각성을 깨닫지 못하기 때문이다. 하지만 당뇨병은 결코 우습게 여겨서는 안 되는 질환이다. 지금 당뇨병 진단을 받지 않았거나, 현재 당뇨병을 치료하고 있더라도 계속해서 꾸준한 관심을 보여야 하는 질환이다. 적어도 1년에 한 번은 소변 검사와 혈액 검사를 받아보는 것이 당뇨병을 예방할 수 있는 첫 걸음이다. 당뇨병 환자의 경우 체계적인 혈당 관리를 위해서는 2~3개월의 평균 혈당을 알아볼 수 있는 당화혈색소 검사를 정기적으로 하는 것이 필수적이다.

● **혈당 검사**

혈당 검사는 당뇨병 진단을 위한 여러 가지 검사 중 가장 중요하고 보편화된 검사다. 혈당 수치는 당뇨병의 발병 가능성과 발병 여부를 알리는 가장 직접적인 수치다. 정상 수치보다 높거나, 그 기복이 심할수록 좋지 않다. 혈당 검사가 당뇨병의 진단에 이용될 때에

진단	공복 혈당	식후 혈당
정상	70~99mg/dL	140mg/dL 미만
당뇨병	126mg/dL 이상	200mg/dL 이상
공복 혈당 장애	100~125mg/dL	·
내당능 장애	·	140~199mg/dL

혈당 수치표

는 한 번의 검사로는 당뇨병의 유무를 판단하기 어렵다. 그래서 검사가 반복될 수 있고 추가 검사가 이루어질 수 있다.

대부분 처음 당뇨병이 의심스러워 병원을 찾게 되면 공복 혈당 검사를 시행한다. 공복 혈당 검사는 적어도 8시간 이상 금식을 한 상태에서 이루어져야 한다. 정상인들은 공복 혈당이 80~90mg/dL를 넘지 않으며 식후에도 120~130mg/dL 이하까지 조절이 가능하다. 무작위 혈당 검사는 식사 여부에 관계없이 아무 때나 이루어질 수 있으며 수치가 200mg/dL를 넘는다면 높은 고혈당의 경우이거나 당뇨병을 뜻한다(정확한 혈당 수치는 위의 혈당 수치표 참고).

● **당부하 검사**

당뇨병, 임신성 당뇨병, 당대사 이상 등을 정확하게 진단할 수 있는 방법이다. 유전적으로 당뇨병의 가능성이 있는 사람 또는 당뇨병이 의심스럽지만 공복 시 혈당이 126mg/dL 이하인 사람이 그 대상이 된다. 성인의 경우 300mL의 물에 포도당 75g을 타서 직접 섭취한 다음 검사하는 방법을 사용하고 있다. 포도당을 먹고 나서 1시간 후, 2시간 후의 혈당을 측정한다.

당뇨병 환자는 체내에서 당분을 처리하는 기능이 약해져 있어 포도당을 마시면 혈당이 급격히 높아지고 정상치로 돌아가는 데 오랜 시간이 걸린다. 가벼운 당뇨병을 공복 시 혈당 수치로만 판단하는 것은 오차가 있기 때문에 정확한 검사를 위해서는 당부하 검사를 실시하는 것이 바람직하다. 검사 전 8~10시간 금식하고 검사를 하는 동안 혈당 수치에 영향을 줄 수 있는 행동을 금하고 흡연, 음주, 카페인 섭취 등을 삼가고 스트레스를 받지 않는 것이 좋다.

포도당액을 마시고 나서 2시간째의 혈당이 140mg/dL 이하일 때 정상, 200mg/dL 이상일 때 당뇨병으로 진단한다. 그리고 140~199mg/dL 사이에 있을 때에는 내당능장애로 판정한다. 내당능장애란 당뇨병 상태는 아니지만 당뇨병으로 진행되기 전단계의 상태라고 보면 된다.

● 인슐린 농도 검사

당뇨병 발생의 원인에는 인슐린 분비 장애가 반드시 포함된다. 혈당 변화에 따른 인슐린 농도의 변화는 인슐린 분비 기능의 평가뿐만 아니라 향후 질병의 진행 상황을 예측하고 새로운 치료에 대한 근거를 제공해준다. 즉, 인슐린 농도는 당뇨병의 진단 목적보다는 현재의 상태나 향후 치료 전략을 세우는 데 이용된다.

정상인의 경우 포도당 경구 투여 후 30~60분 사이에 최고치에 달하고 180~240분 사이에 원래 수치로 되돌아온다. 즉, 정상인 사람은 인슐린 수치가 급격히 상승하고 혈당이 그만큼 빨리 정상으로 돌아온다. 하지만 당뇨병 환자는 인슐린 수치가 천천히 오르고 혈당이 정상치로 돌아가는데도 시간이 걸린다. 혈당이 높지 않은 시기라도 혈액 중의 인슐린 움직임을 보면 앞으로 당뇨병이 될지 어떨지를 판단하는 데 도움이 된다.

당부하 검사 시 인슐린 농도 검사를 하는 것이 당뇨병 진단뿐 아니라 현재 당뇨병의 중증도를 알 수 있는 지표가 되기도 한다. 또한 당부하 검사 시 혈당과 함께 측정하는 것이 정확한 결과 해석을 위해 도움이 되기에 가급적 같이 시행하는 것이 좋다. 당부하 검사 없이 혈액 검사에서 인슐린농도를 볼 수 있지만, 이 경우 금식한 후 시행하며 식후에도 혈액 검사를 하여 같이 비교해보는 것이 일반적이다.

● 요당 검사

요당 검사는 소변에서 당의 존재를 알아보는 방법으로 검사 결과 양성으로 나오면 혈당 검사를 하여 정확한 진단을 받아야 한다. 하지만 요당 검사 결과가 양성이어도 모두 당뇨병은 아니다. 반대로 요당 검사에서 당이 측정되지 않았다고 해서 당뇨병을 안심할 수도 없다. 정확한 검사를 위해서 기상 후 소변을 보고 물을 마신 후 30분에서 1시간 후에 다시 소변을 채취해야 한다. 요즘에는 혈당 검사가 일반화되어 있어 보조적인 지표로만 활용된다.

● **케톤체 검사**

　케톤체ketone body는 아세트산, 베타 하이드록시산 및 아세톤의 총칭으로, 주로 지방이 에너지원으로 쓰일 때 생성된다. 혈중 케톤체가 많아지는 상태를 케톤혈증이라 하며 이런 상태가 되면 혈액은 점차 산성을 띠게 된다. 이는 당뇨병성 혼수로서 매우 위험한 상태(케톤산혈증)에 이를 수 있다. 혈액 중에 케톤체가 늘면 소변에도 많은 케톤체가 배설되므로 이것을 보면 케톤혈증 상태인지를 판단할 수 있다. 소변의 케톤체는 당뇨병이 악화되었을 때, 오랫동안 공복 상태가 지속되었을 때 상승한다. 케톤산혈증은 주로 제1형 당뇨병에서 나타남으로 제1형 당뇨병 환자가 갑자기 혈당이 오를 경우 간단히 스크리닝할 수 있는 방법으로 이용된다.

● **당화혈색소 검사**

　적혈구 내에 있는 혈색소Hemoglobin와 당 사이에 일어나는 화학반응에 의해 생기는 물질이 당화혈색소다. 당화혈색소 검사란 혈중 적혈구 내의 혈색소에서 당화된 부분을 측정하는 방법으로 최근 2~3개월간의 평균적인 혈당 조절 상태를 반영한다. 당뇨병 환자의 경우 내원하여 혈당을 측정하기 수일 전부터 철저한 식사요법을 하면 일시적으로 공복 혈당이 낮아질 수 있다. 이러한 경우 정확한 혈당 수치를 측정하는 것은 무리다.

당화혈색소는 당이 잘 조절된 후 약 4주가 경과해야 감소하므로 지난 몇 주간 혹은 몇 개월간의 혈당 조절 상태를 파악할 수 있는 장점이 있다. 환자가 아무리 검사 전에 바짝 혈당 조절을 했다고 해도 그간 혈당 조절의 평균치를 볼 수 있기 때문에 보다 정확한 상태를 볼 수 있다는 것이다. 이 검사는 당뇨병 진단에 사용되기보다는 이미 당뇨병 판정을 받고 치료중인 환자의 혈당 관리, 합병증 예방을 위해 꼭 필요한 검사다.

정상인의 경우 당화혈색소는 5% 정도를 유지해야 하고 일반적으로는 4~6%까지를 정상 범위로 본다. 1% 증가 시 혈당이 약 30mg/dL 높아진다고 보면 된다. 당뇨병 환자의 경우 3~6개월에 한 번씩은 검사하는 것이 좋다.

당화혈색소(%)	평균 혈당(mg/dL)
5	97
6	126
7	154
8	183
9	212
10	240
11	269
12	298

당화혈색소 수치에 따른 평균 혈당 농도

스스로 체크하는
자가 혈당 측정법

당뇨병 관리를 잘하려면 생활 습관 개선의 효과를 체크할 수 있는 혈당 측정을 꼼꼼하게 해야 한다. 측정된 혈당치를 당뇨 수첩 등에 기록하여 한눈에 파악할 수 있도록 하자.

매일매일 측정하는 혈당이 치료의 첫 번째 단계

시중에 나온 간이 혈당측정기를 사용하면 간편하게 본인의 혈당을 측정할 수 있다. 당뇨병 환자의 경우 매일, 적어도 일주일에 2~3번 정도는 반드시 혈당을 체크하는 것이 좋다. 혈당 측정은 당뇨병 환자에게 자신의 몸 상태를 직접 체크할 수 있는 가장 좋은 방법이다. 매일매일 시간을 내서 혈당을 측정해야 하는 부담이 있지만 자주 측정할수록 운동, 식사요법, 생활 습관 개선 등의 효과를 직접 확인하고 치료에 도움을 받을 수 있다.

혈당을 측정하면서 검사 날짜, 시간, 결과, 영향을 끼친 정보 등에 대하여 기록하는 습관을 갖도록 한다. 혈당 조절의 흐름을 한눈에 파악할 수 있는 최고의 자료가 될 수 있다. 검사 결과에 영향을 끼친 원인을 파악해 분석하는 습관을 기르면 좋다. '어떤 식사를 했더니 혈당이 올랐다, 운동을 어느 정도 하니 혈당이 내렸다, 약물요법이 혈당 수치에 어떻게 영향을 미쳤다' 등을 파악하고 악영향을 끼치는 습관을 교정하는 것이 반드시 필요하다.

손가락의 가운데 부분에는 통점이 많기 때문에 채혈할 때는 손가락 가장자리를 찌르는 것이 통증을 줄일 수 있는 방법이다. 계속해서 한 손가락만 채혈하면 통증이 심해지니 열 손가락을 돌아가며 채혈 부위를 바꾸는 것이 좋다.

검사용 시험지의 유효기간을 확인하는 것도 필요하다. 습기, 직사광선, 열은 시험지의 감도를 저하시키기 때문에 시험지를 꺼낸 후 곧바로 뚜껑을 닫아 외부와의 접촉 시간을 최소화해야 한다. 상온에서 보관하고 뚜껑을 개봉한 후에는 유효기간 이내에 사용하는 것이 좋다.

간이 혈당측정기를 구입할 때는 사용법이 간편하고 채혈침이나 시험지 등의 소모품 구입이 간편하고 가격이 부담스럽지 않은지 확인하여 선택하는 것도 방법이다. 외래 방문 시 간이 혈당측정기를 지참하고 병원에서 검사한 혈당치와 비교해보는 것도 좋다. 만약 오차가 많으면 기계 점검을 받도록 해야 한다.

매일 혈당 측정 결과를 확인하고 특별한 위해 원인이 없는데도 혈당 조절이 잘되지 않는다면 전문의를 찾아 상담을 받아야 한다. 자가 혈당 측정은 혈당 관리를 하는 데 필수적인 검사지만 자가 혈당 측정만으로 혼자 당뇨병을 관리해서는 안 된다. 정기적으로 병원을 찾아 검사를 받을 필요가 있다.

간이 혈당측정기를 통한 혈당 체크법

1. 채혈 전 흐르는 물에 비누로 손을 깨끗이 씻고 잘 말린다. 알코올 솜으로 소독을 할 경우 알코올이 완전히 마를 때까지 기다린다.
2. 채혈기에 채혈침을 넣은 후 채혈할 손가락을 가볍게 비벼 마사지해준다. 이렇게 해야 충분한 혈액을 얻을 수 있다. 채혈침으로 손가락 끝부분을 찔러 혈액 방울이 맺힐 때까지 기다린다.
3. 시험지 반응 부위를 덮을 수 있는 충분한 혈액을 떨어뜨리도록 한다. 이때 억지로 혈액을 짜내지 말아야 한다. 시험지 반응 부위에 충분한 양의 피가 묻지 않았을 경우에는 실제의 혈당보다 다소 낮게 측정되어 정확한 결과를 확인할 수 없다. 손을 심장보다 아래로 하면 자연스럽게 혈액을 모을 수 있다.
4. 자가 혈당측정기에 시험지를 넣고 혈당을 확인한다.
5. 측정된 결과를 매번 수첩에 기록해 혈당의 변화를 관찰하는 것이 좋다.

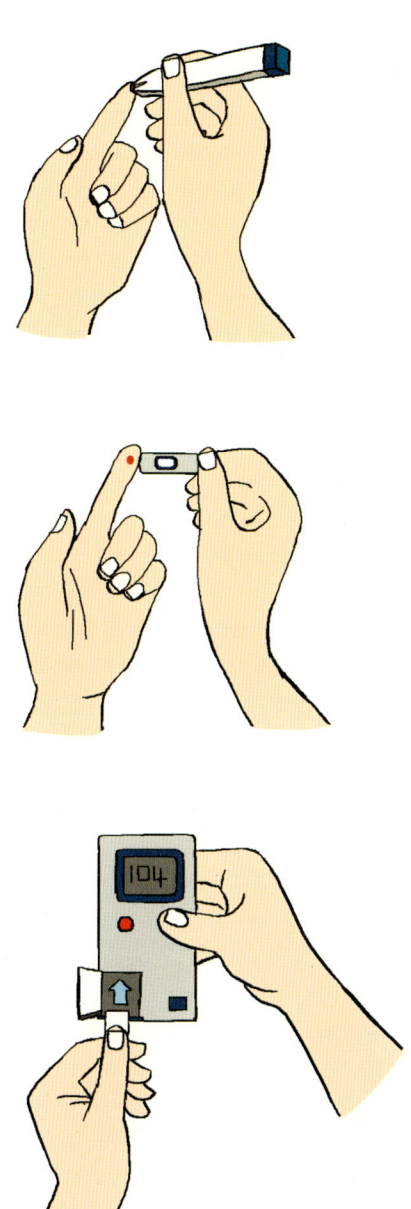

당뇨병, 원인을 알면 해결책이 보인다

PART 02

당뇨병 공포는 합병증에서 비롯된다

당뇨병은 질환 자체보다도 관리의 소홀로 인해 발생하는 합병증이 더 큰 문제가 되는 경우가 많다. 합병증은 크게 급격한 혈당 이상으로 나타나는 급성 합병증과 만성 합병증이 있는데, 합병증이 나타나는 시기는 당뇨병이 시작된 연령이나 중증 정도에 따라 다르고 개인차도 심하다. 1~2년 사이에 합병증이 나타나는 환자도 있지만 10~20년이 지나도 전혀 나타나지 않는 환자도 있다. 이렇게 개인차가 있는 이유는 평소 어떻게 혈당을 관리했느냐의 차이다.

급격한 혈당 이상으로 인한 급성 합병증

당뇨병으로 인해 발생하는 급성 합병증에는 혈당이 지나치게 높기 때문에 나타나는 것과, 반대로 혈당이 너무 낮아져서 나타나는 것이 있다.

고삼투압성 고혈당 상태

고삼투압성 고혈당 상태는 전신 상태가 좋지 않은 고령의 환자에게서 잘 나타난다. 제1형 당뇨병보다는 제2형 당뇨병 환자, 특히 당뇨병 관리를 게을리하거나 혈당을 올리는 약제, 발열, 감염 등의 급성 질환으로 고혈당이 지속적으로 유지될 때 발생할 수 있다. 인슐린의 절대적인 부족에 의해서 발생한다기보다는 탈수증으로 인한 경우가 많고 경구 혈당강하제, 소량의 인슐린 치료를 받는 가벼운 당뇨병 증상을 가진 경우에도 주의가 필요하다.

혈당이 올라가면 우리 몸은 혈당을 외부로 배출해 정상 혈당을 유지하려고 한다. 이때 소변 속의 포도당을 희석하기 위해 잦은 수분 섭취를 요구하지만, 즉각적인 수분 공급이 이루어지지 못하면 온몸 전체에서 물을 끌어오게 된다. 결과적으로 소변의 양이 많아지고 갈증을 느끼게 되면서 몸은 심한 탈수증상을 겪게 된다.

주증상은 소변량이 많아져 탈수증상을 일으키는 것으로 폐렴이나 패혈증이 동반되면 사망에 이를 수 있으니 각별히 주의해야 한다. 심한 고혈당(일반적으로 600mg/dL 이상), 탈수, 구토, 설사, 경련 발작, 혼수 증상이 나타나는데 그대로 방치하거나 응급처치가 늦어지면 생명을 잃을 수 있다. 충분한 수분과 전해질을 공급하는 동시에 유발 요인을 제거해 치료할 수 있으나 치료를 위해서는 즉시 응급실로 후송하여 적절한 인슐린과 수액을 보충해야 한다.

고삼투압성 고혈당 상태를 예방하는 가장 좋은 방법은 규칙적으로 혈당을 체크하는 것이다. 하루에 한두 번 혈당을 체크하면 고혈당으로 악화되기 전에 예방할 수 있다. 컨디션이 좋지 않을 때는 혈당을 더 자주 체크하고 매시간 한 컵의 수분(무알콜, 무카페인 음료)을 섭취하는 것도 좋다. 아래 '고삼투압성 고혈당 상태 경고 증상' 중 어느 하나라도 나타나면 즉시 의사에게 알리고 정기적인 검진을 하는 것이 바람직하다.

> **TIP 고삼투압성 고혈당 상태 경고 증상**
> - 혈당이 600mg/dL 이상이다.
> - 입이 마르고 극심한 갈증이 나타난다.
> - 고열 증상이 나타나지만 땀은 나지 않고 건조하다.
> - 졸음 또는 혼돈, 시각 상실, 환각 등의 증상이 나타난다.

당뇨병성 케톤산혈증

인슐린의 결핍 상태가 심하면 당분을 에너지원으로 사용할 수 없게 되므로 이미 몸속에 저장된 지방질로부터 지방이 분해되면서 에너지원을 충당하게 된다. 이때 케톤체가 부산물로서 형성되며 케톤체의 체내 축적이 많아지면 체액이 산성으로 바뀌게 된다. 이러한 케톤산혈증은 대개 제1형 당뇨병 환자에게서 잘 발생하는데, 드물지만 제2형 당뇨병 환자에서도 발생한다.

인슐린이 절대적으로 부족한 상태에서 나타나기 때문에 혈당이 높은 환자가 인슐린을 중단하거나 감기, 몸살, 구토 또는 설사로 인한 수분 부족에 의해서도 생길 수 있다. 수술, 외상, 임신, 과식 등의 신체적 스트레스가 있을 때도 나타날 수 있다. 이 밖에도 폐렴이나 급성 세균성 감염에 의해서도 발생할 수 있는데, 혈당과 케톤체의 축적이 높아지면서 발생한다.

케톤산혈증이 발생하면 소변의 양이 증가하면서 갈증을 느끼고 구토를 하거나 혈압이 감소하고 호흡 곤란을 느끼게 된다. 체온이

> **TIP 케톤산혈증 경고 증상**
> - 고혈당(300mg/dL)이 나타난다.
> - 입이 마르고 극심한 갈증이 나타난다.
> - 구토를 하거나 복통을 호소한다.
> - 깊고 느린 호흡으로 호흡 곤란을 느끼게 된다.
> - 호흡 시 아세톤 냄새를 맡을 수 있다.

점차 떨어지며 급기야 의식을 잃거나 사망에 이를 수 있다. 속효형 인슐린을 가지고 있다면 응급 처치를 할 수 있지만, 초기 증상이 나타날 때 지체하지 말고 병원으로 이송하여 유발 요인을 교정해야 한다. 인슐린을 주사하거나 수액의 보충으로 증상이 호전될 수 있다.

케톤산혈증 역시 예방법은 지속적인 혈당 측정과 정기적인 검사가 제1의 법칙이다. 의사의 처방대로 인슐린을 투여하는 것도 잊지 말아야 한다.

저혈당성 혼수

저혈당성 혼수는 말 그대로 혈당이 50~70mg/dL 이하로 낮게 떨어져 혼수 상태가 되는 경우다. 경구 혈당강하제나 인슐린 주사를 사용하는 경우 흔하게 나타나는 부작용이다. 인슐린을 맞고 있는 환자들이 대부분 저혈당을 한두 번쯤 경험하기 때문에 인슐린을 기피하는 이유가 되기도 한다. 인슐린이나 경구 혈당강하제의 과다 투여, 장시간 공복 상태, 급격한 운동량 증가, 음주, 약물 투여 등으로 유발될 수 있다.

아스피린은 아주 드물게 저혈당과 연관이 있을 수 있으나 저혈당이 발생할 경우 그 정도가 심해지는 정도여서 일반적인 용량에서 큰 문제가 되지 않는다. 또한 고혈압약 중 베타차단제는 그 자체가 저혈당을 유발한다기보다는 저혈당이 발생하였을 때 그 증상을 잘 인지하지 못하게 될 수 있으므로 주의가 필요하다. 당뇨병 환자의 경우 혈당이 높은 상태가 많기 때문에 정상적으로 혈당을 조절하고 치료할 때는 생명을 위협할 정도의 저혈당 증세가 나타나지 않는 것이 일반적이다.

저혈당이 생기면 우리 몸에서는 이에 대응해 혈당을 올리는 호르몬들이 분비되는 것이 정상이다. 하지만 호르몬 분비에 이상이 있는 경우나 당뇨병이 지속되어 자율신경병 등이 동반된 경우에는 저혈당의 초기 증상이 나타나지 않을 수 있다. 그래서 흔히 저혈당을 '소리 없는 위협'이라고 하기도 한다. 주로 식사를 하기 한 시간 전쯤이나 새벽녘에 잘 나타나며, 저혈당이 오면 초기 증세로 두통, 어지러움, 감각 이상, 시력장애, 보행장애 등 가벼운 이상 증세가 나타난다.

아침에 일어났을 때 온몸이 땀에 젖어 있거나 심한 두통이 느껴지는 등 컨디션이 좋지 않을 때는 취침 중에 저혈당이 생겼을 가능성이 크다. 피부가 창백해지고 가슴이 두근거리고 손발이 저리며 식은땀이 나는 등의 저혈당 증상이 있을 때는 자가 혈당 체크를 시행하여 그 당시의 혈당 정도를 확인해보는 것이 중요하며, 즉시 장에서 잘 흡수되는 단순 당질 15~20g을 섭취하는 것이 좋다. 대개 10~15분 정도면 증상이 완화된다.

- 설탕 : 한 숟가락(15g)
- 꿀 : 한 숟가락(15ml)
- 주스 또는 청량음료 : 3/4컵(175ml)
- 요구르트 : 1개(65ml)
- 사탕 : 3~4알

만약 의식이 흐려지거나 심장이 두근거리고 두세 차례 당분 섭취에도 반응이 없으면 즉시 가까운 병원으로 옮겨 포도당 정맥주사나 글루카곤 근육주사를 맞아야 한다.

저혈당 역시 초기 증상에 빠르게 대처하는 것이 중요하다. 당뇨병 환자 스스로 저혈당 증상에 대해 잘 알고 있어야 하고 주변 사람들 역시 저혈당 증상에 대처할 수 있는 기본적인 지식이 있어야 빠른 응급 처치를 할 수 있다.

저혈당이 반복되는 경우 그대로 방치하지 말고 반드시 원인을 찾아 교정하도록 해야 한다. 식사나 운동에 문제점은 없는지, 약물치료의 부작용은 없는지 의사와 상담하고 저혈당 발생에 대비하여 사탕, 캐러멜 등과 같은 비상용 당질 음식을 휴대하는 것이 좋다. 자신이 당뇨병 환자임을 알리는 인식표를 휴대하는 것도 좋은 방법이다. 목걸이, 팔찌 등의 형태인 당뇨병 환자 인식표에는 간단한 인적사항을 기재하고 '저는 당뇨병으로 치료중입니다. 의식이 불안정하면 즉시 당분을 먹여주시고, 의식이 없을 때는 가까운 병원으로 옮겨주시기 바랍니다.' 정도의 문구를 적으면 된다.

저혈당을 예방하기 위해서는 식사를 항상 일정한 양, 일정한 시간에 해야 하고 절대 거르지 않도록 해야 한다. 인슐린 주사기의 눈금을 정확하게 확인해 정해진 양보다 많이 투여하지 않도록 주의해야 하고 주사 시간도 정확히 지키도록 해야 한다. 또한 혈당이 떨어질 정도의 과도한 활동을 해야 할 경우에는 인슐린량을 줄이거나 식사량을 늘리는 등 의사의 지도를 받아 이에 대비해야 한다.

> **TIP 저혈당성 혼수 경고 증상**
> - 개인차가 있지만 저혈당(50~70mg/dL)이 나타난다.
> - 온몸이 떨리고 손끝이 저리기도 하며, 식은땀이 난다.
> - 어지럽고 일시적인 시력 저하가 나타나 보행이 어렵다.
> - 피부가 창백해지고 가슴 두근거림이 심하다.
> - 두통이나 불안 증상이 나타난다.

예방이 최선의 방법, 만성 합병증

당뇨병으로 인해 발생하는 만성 합병증은 발병하면 치료가 어렵기 때문에 예방이 최선책이다. 일단 발병하면 합병증의 진행 속도를 늦추기 위해 혈당 조절에 힘써야 한다.

심혈관계 질환

2009년 통계청이 발표한 우리나라 사망 원인 2위는 심혈관계 질환으로 나타났다. 당뇨병 환자의 사망 원인 중 가장 높은 수치를 나타내는 것도 뇌나 심장으로 가는 혈관에 이상이 생겨 나타나는 심혈관계 질환 합병증에 의한 것이다. 당뇨병으로 인해 나타나는 심혈관계 질환 합병증에는 동맥경화증, 고혈압, 협심증이나 심근경색증 등의 관상동맥 질환, 심부전, 뇌졸중 등이 있다. 물론 당뇨병에 걸렸다고 해서 무조건 심혈관계 질환에 걸린다는 얘기는 아니지만 그만큼 위험에 노출되어 있다고 할 수 있다.

심혈관계 질환의 주요 발병 원인으로 꼽히는 것은 비만, 운동 부

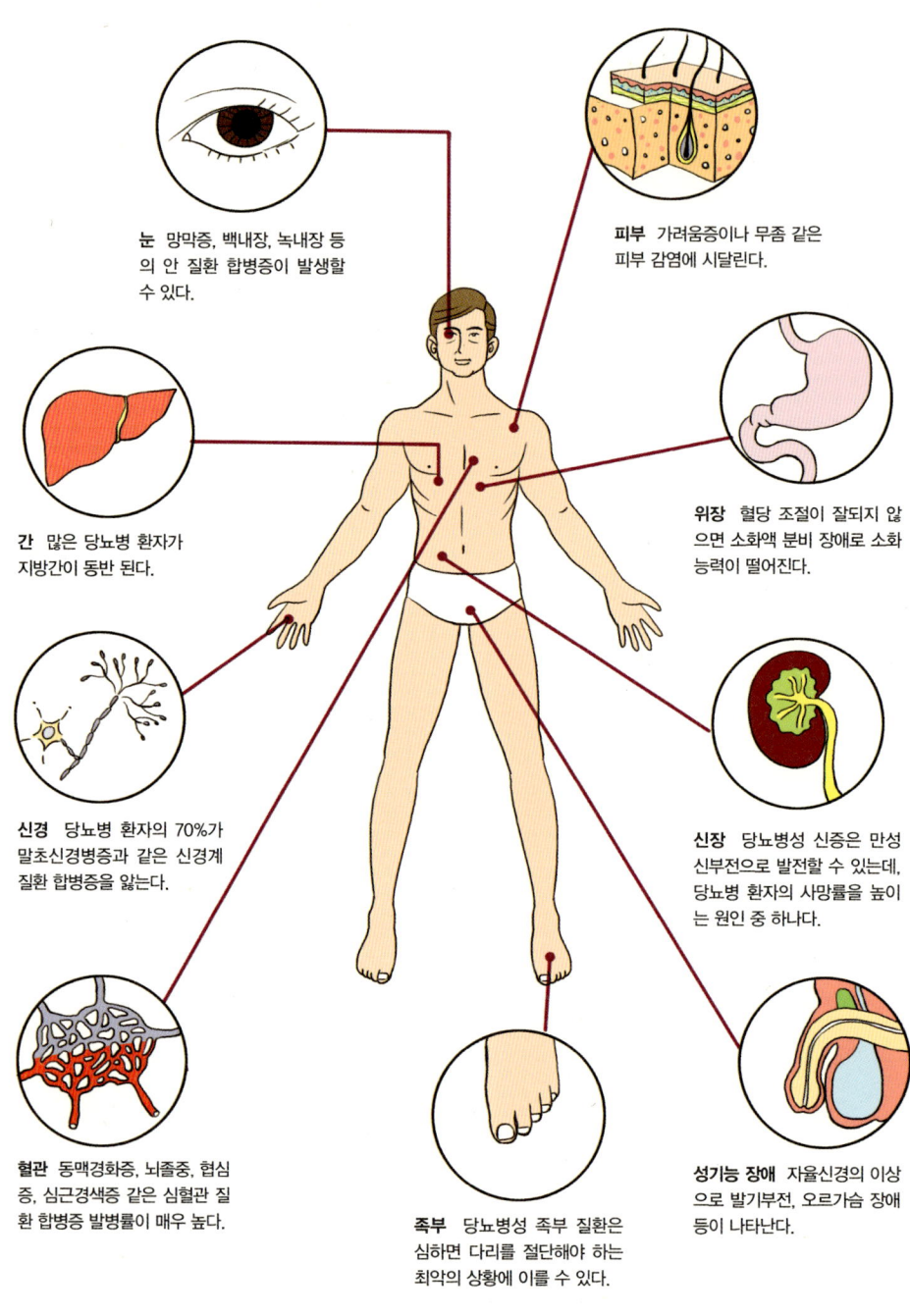

당뇨병 합병증

족, 흡연을 비롯해 당뇨병을 들 수 있다. 비만, 운동 부족, 흡연 등은 모두 예방이나 교정할 수 있는 환경적인 요인이다. 당뇨병 역시 혈당 관리를 충실히 하면 충분히 좋아질 수 있는 병이다. 즉, 당뇨병 환자라 하더라도 좋은 생활 습관을 가지고 성실한 관리를 한다면 심혈관계 질환도 예방할 수 있다.

● **동맥경화증**

동맥경화증이란 우리 몸의 여러 장기에 혈액을 공급해주는 통로인 동맥 혈관에 콜레스테롤이나 중성지방과 같은 지질과 여러 가지 이물질들이 쌓여서 혈관의 안쪽 지름이 좁아지고 혈관 벽이 돌처럼 딱딱해지는 것을 말한다. 당뇨병 환자는 보통 사람에 비해 10년은 빨리 동맥경화증에 걸린다고 한다. 그 이유는 혈액 속에 당의 농도가 높아 끈적한 상태가 지속되기 때문이다. 이러한 혈액 상태는 맑은 혈액일 때보다 혈관에 콜레스테롤, 혈전, 노폐물이 잘 쌓여 혈관 벽이 두꺼워지게 된다. 혈액은 우리 몸 곳곳을 돌며 필요한 영양분과 산소 등을 공급한다. 이 혈액이 통과하는 통로가 좁아지면 원활한 혈액순환이 이루어지지 않아 문제가 발생하는 것이다. 뇌혈관의 경우 뇌출혈, 뇌경색이 일어나며 심장의 관상동맥의 경우에는 협심증, 심근경색증 등과 같은 질환이 생기게 된다.

즉, 동맥경화로 인해 대부분의 심혈관계 질환은 물론 여러 가지 합병증이 일어날 수 있다. 동맥경화는 그 자체로 특별한 질환이 나타나는 것은 아니다. 하지만 신체의 곳곳으로 통하는 혈관에 문제가 생겨 원활하게 혈액 공급이 이루어지지 않는다면 2차, 3차 질환을 낳게 되는 것이다. 때문에 당뇨병 환자가 가장 기본적으로 주의해야 할 합병증 중 첫 번째 질환이 동맥경화이기도 하다.

당뇨병성 동맥경화를 예방하기 위해서는 콜레스테롤, 트랜스지방의 섭취를 피하고, 콩류, 생선, 양파와 같은 음식을 섭취하며 동물성 지방 대신 식물성 지방을 섭취하도록 해야 한다.

또한 아스피린 등의 항혈소판제는 동맥경화증의 진행을 억제하고 예방하는 효과도 가지고 있다. 미국 당뇨병학회에서는 아스피린을 심혈관계 질환이 있는 환자뿐만 아니라 고위험군에서도 사용하기를 권하고 있다. 물론 의사와 상담 후 복용하도록 권한다. 하지만 무엇보다 혈당 조절을 잘하는 것이 당뇨병 환자가 해야 할 가장 기본적이고 확실한 예방법이라는 것을 꼭 기억해야 한다.

◉ 고혈압

고혈압은 중년 이후에 많이 발생하는 대표적인 성인병이다. 고혈압이 당뇨병 환자에게 발생할 비율은 일반인에 비해 무려 2~3배 이상 높다. '왜 이렇게 당뇨병 환자는 일반인보다 병에 대한 위험도가 높을까!'라고 한탄할 일이기도 하지만 긍정적으로 생각해보면 위험에 노출된 만큼 조금만 주의를 기울이면 더욱 건강한 삶을 살 수 있다.

다시 원래 고혈압 얘기로 돌아와보자. 고혈압은 앞에서 얘기한 동맥경화를 촉진하는 주요 원인이 된다. 일단 고혈압이 발생하면 동맥경화 위험이 더욱 커지고 당뇨병성 신증, 망막병증, 뇌졸중 등의 경과를 더욱 악화시킨다. 40세 이상 당뇨병 환자의 합병증 가운데 약 30% 이상이 고혈압일 정도로 흔한 질환이다. 이처럼 당뇨병과 고혈압이 서로 합병하는 원인에 대해서는 아직 정확한 관계가 밝혀져 있지는 않지만, 당뇨병이 고혈압으로 인해 동맥경화를 촉진하고 동맥경화가 있으면 여러 가지 합병증에 쉽게 노출될 수 있다는 결과는 여러 차례 보고되었다.

당뇨병을 앓고 있는 고혈압 환자는 더욱 철저한 혈당 관리가 필요하다. 특히 고혈압이 생기면 동맥경화증을 비롯, 망막병증이나 신증의 악화나 진행 속도가 빨라지기 때문에 특별한 증상이 없더라도 꾸준히 관리해야 한다. 고혈압 치료의 일부 약물은 혈당 상승을 동반할 수 있기 때문에 반드시 의사와 상의해 약제를 선택해야 한다.

고혈압은 유전 성향이 짙기 때문에 부모가 고혈압인 경우에는 더욱 주의해야 하며, 고혈압을 진단받았으면 혈압을 130/80mmHg 이하로 조절하고 신장에 이상이 있다면 더 낮추도록 해야 한다. 기본적으로 고혈압 예방과 치료에 있어 염분, 콜레스테롤, 알코올을 줄이는 식습관을 가져야 한다. 당뇨병으로 인해 발생한 고혈압도 마찬가지지만 당뇨병이 발병하기 이전부터 고혈압이 있는 사람도 당뇨병 치료만 성실히 해도 상당히 호전될 수 있다.

● 뇌경색

 당뇨병과 함께 뇌경색을 앓고 있는 환자의 사망률은 약 20% 정도로 그 위험성이 심각한 합병증이다. 뇌경색은 동맥경화증 등의 변화로 좁아진 뇌혈관 일부분이 막혀서 원활한 혈액 공급이 이루어지지 못해 생기는 질환이다. 정상인에 비해 당뇨병 환자에게서 유병률이 높으며 남성보다 여성 당뇨병 환자의 위험률이 높다.

 뇌 조직은 평상시에도 많은 양의 혈류를 공급받아야 한다. 뇌에 공급되는 혈액량이 감소하면 뇌 조직이 제 기능을 하지 못해 조직이나 세포 일부가 죽기 시작한다. 이를 괴사라고 하는데, 조직의 괴사가 일어나 회복할 수 없는 상태에 이르면 뇌경색이 된다.

 뇌경색은 갑작스럽게 의식이 흐려지거나 근력이 저하되고 말하는 것이 어눌해지는 증상을 동반한다. 당뇨병을 앓고 있으면서 자주 머리가 무겁다거나 손발이 저리고 불안감 등의 증상이 나타난다면 반드시 뇌경색의 진찰을 받아볼 필요가 있다. 일단 뇌경색이 악화되어 뇌 신경이 손상되면 완전히 복구하기가 어렵다. 따라서 무엇보다 예방이 중요하다.

 뇌경색을 예방하기 위해서는 혈압, 콜레스테롤 수치를 조절해 고혈압, 동맥경화, 고지혈증을 예방하는 것이 선행되어야 한다. 혈당 조절은 필수이며 금연을 하거나 의사의 처방에 따라 아스피린 등의 혈액응고방지제를 복용할 수 있다.

● 심근경색증

심장은 온몸으로 혈액을 공급하는 펌프 역할을 하며, 심장의 근육은 크게 세 개의 심장 혈관에 의해 산소와 영양분을 공급받는다. 세 개의 관상동맥 중 어느 하나라도 막히면 심장의 전체 또는 일부분에 산소와 영양 공급이 급격하게 줄어들게 된다. 이로 인해 심장 근육의 조직이나 세포가 죽게 되는 상태를 심근경색증이라 한다.

당뇨병 환자에게는 심근경색증이 많이 발생하고 심근경색증을 진단받은 사람에게서 새롭게 당뇨병을 진단하게 되는 경우도 많다. 그렇다면 당뇨병인 환자에게서 심근경색증이 발생하기 쉬운 이유는 무엇일까.

당뇨병 환자의 경우 콜레스테롤 등 혈액 중의 지방량이 높고 혈당수치도 일반인에 비해 높다. 혈중 지방과 당의 수치가 높으면 혈액이 굳어지기 쉽거나 혈관에 노폐물이 쌓이기 쉬운 상태가 된다. 상대적으로 혈관 속에서 혈액이 굳어져 혈전이 생길 위험성도 높아진다. 혈관에 혈전이 생기면 심장 근육에 혈액을 원활하게 공급할 수 없어 심장 근육의 조직이나 세포에 괴사가 진행된다.

심근경색증이 발생하면 대부분 갑자기 가슴이 아프다고 호소한다. '가슴을 쥐어짜는 것 같다'는 느낌을 호소하며 주로 가슴의 중앙이나 약간 좌측에 통증이 느껴진다고 한다. 이러한 가슴 통증은 호흡 곤란과 함께 발생하는 경우가 많고 가슴에서 시작된 통증이 왼쪽 어깨와 팔쪽으로 퍼지는 경우도 있다. 때에 따라서는 흉통을 호소하기도 전에 갑작스런 실신이나 심장마비로 쓰러지기도 한다.

　기본적인 검진과 더불어 심전도와 혈액 검사를 통해 심근효소 수치를 확인하여 진단한다. 자세한 확진은 심장초음파, 심혈관조영술을 시행해야 한다. 만약 심근경색증으로 진단되면 심혈관성형술이나 혈전용해술 등의 수술적 치료와 약물치료를 병행하게 된다.

　심근경색을 예방하기 위해서는 발병 위험인자의 철저한 예방과 제거가 필수적이다. 매일 규칙적인 운동을 하고 금연하는 건강한 생활 습관을 기르는 것이 중요하다. 저염식, 저지방식을 권하고 신선한 채소와 과일을 섭취하는 것이 좋다. 고혈압, 당뇨병, 고지혈증 등 심근경색증의 위험 인자가 발견되면 담당 의사와 상의하여 약물치료 등을 판단해야 한다.

신경계 질환

　당뇨병으로 나타나는 신경계 질환은 당뇨병성 망막증, 당뇨병성 신증과 함께 당뇨병의 3대 합병증으로 꼽힌다. 특별한 증상이 나타나지 않더라도 정밀 검사를 해보면 약 70% 이상의 당뇨병 환자에게서 신경계 질환이 나타난다고 하니, 당뇨병을 앓고 있는 대부분의 환자가 경험하는 질환이라 할 수 있다. 그렇다고 해서 가볍게 여겨서는 절대 안 된다.

물론 일시적으로 나타나거나 가볍게 나타나는 신경병증의 경우 초기에 발견하면 치료가 가능하고 악화를 방지할 수 있지만 그대로 방치하면 극심한 통증에 시달리거나 심한 경우에는 이로 인해 당뇨병성 족부 질환 등이 진행되어 발을 절단해야 하는 상황에 처할 수도 있다.

한 번 발생하면 치료가 쉽지 않고 통증으로 인한 우울증이나 기타 증상으로 고통받을 수 있다. 치료에 특효약이 없기 때문에 임상 증상에 따라 여러 가지 치료법을 행한다. 때문에 효력이 확실치 않은 민간요법이나 만병통치약이라고 불리는 검증되지 않은 약품을 사용하는 경우도 종종 있는데, 반드시 전문의의 진료와 처방에 따르는 것이 현명하다.

● **말초신경병증**

말초신경병증은 아직까지 그 원인을 확실히 밝혀내지 못하고 있다. 다른 미세혈관 합병증과 마찬가지로 주로 고혈당으로 인한 혈액순환 장애로부터 발생한다고 보고 있다. 처음 당뇨병 진단을 받은 환자의 약 7~10% 정도가 이미 말초신경병증을 앓고 있는 경우도 있다. 초기 증상이 없는 경우도 있지만 대체로 손발이 저린 느낌이 들거나 맨발로 있어도 양말을 신은 듯 무딘 감각이 나타나기도 하지만 증상은 매우 다양할 수 있다.

통증의 정도는 경미한 정도의 저린 증상이 나타나기도 하고 전기가 흐르고 바늘로 찌르는 것 같은 극심한 통증이 나타나기도 한다. 반대로 바늘로 찌르거나 찬 것, 뜨거운 것에 대한 반응을 느끼지 못할 정도로 감각이 무뎌지는 경우도 있다. 감각이 무뎌지면 통증을 느낄 수 없어 상처가 생겨도 이를 인지하지 못해 상처가 악화되거나 피부궤양이나 괴저가 일어날 수 있다. 당뇨병성 족부 질환에 대한 내용은 뒤에 피부 질환에서 좀 더 자세히 알아보기로 하자. 말초신경병증 환자의 감각 저하는 양쪽 발바닥에서 시작해서 점차 발목, 무릎까지 올라가게 되며 상태가 심해지면 손가락과 손에도 감각이 저하돼 손가락 힘이 빠지기도 한다.

말초신경병증의 가장 정확한 검사는 신경전도 검사다. 특별한 이상 증세가 나타나지 않더라도 정기적으로 검사하게 되면 예방이 가능하다. 말초신경병증은 통증을 완전히 없애기 어렵고 치료 기간도 상당히 길다. 그로 인해 2차적으로 우울증을 가져올 수 있다. 때문에 당뇨병의 치료를 더욱 힘들게 하기도 한다. 무엇보다 예방이 최우선이다. 말초신경병증 치료에서 가장 중요한 것은 지속적으로 혈당을 관리하는 것이다. 혈당만 조절해도 통증과 감각 저하를 완화할 수 있고 또 다른 증상이 생기는 것을 예방할 수 있다.

감각이 무뎌진 상태라면 특별히 발 관리에 신경 써야 한다. 사소한 상처도 가볍게 넘기지 말고 즉시 치료해야 한다. 견디기 어려울 정도로 통증이 심할 때는 진통제, 항우울제, 항경련제, 혈액순환 개선제를 사용하고, 극심할 경우 일부 마약류를 사용하기도 한다. 모든 약품은 부작용과 중독 현상에 주의해야 하기 때문에 반드시 전문의의 처방에 따라 사용할 것을 권한다.

당뇨병성 위장 질환

당뇨병과 함께 나타나는 위장 질환은 전체 당뇨병 환자 중 약 10~35% 정도가 발생할 만큼 매우 흔하다. 당뇨병 환자의 유병기간이 길고, 혈당 조절이 잘되지 않을 경우 위의 운동 및 소화액 분비 장애로 위의 연동 운동 및 소화 능력이 떨어지게 된다. 위점막의 조직적 변화는 적지만 위산 분비 저하 증상이 생겨 늘 더부룩하며 메스껍고 쉽게 포만감에 빠진다. 또, 명치 언저리가 쓰리고 아프거나 식욕 저하를 가져오는 식도 운동 기능 장애가 나타나기도 한다.

간혹 장내의 세균이 증식하거나 담즙의 배설장애 등으로 설사가 나기도 하고 반대로 변비가 생기기도 한다. 당뇨병 환자의 변비 증상은 워낙 흔하게 나타나기 때문에 충분한 수분과 섬유소 섭취가 중요하다.

간혹 항문 괄약근이 약해져 자신도 모르는 사이에 변이 흘러나오는 대변실금이 나타나기도 한다. 대변실금은 심한 당뇨병성 설사와 동반해 나타나는데 만약 그 양이 많다면 소장 또는 대장 전체에 문제가 있을 가능성이 크다. 항문직장압력 측정과 항문긴장도 검사를 시행하면 대변실금을 진단하고 치료할 수 있다. 당황하지 말고 전문의를 찾아 진단을 받으면 된다.

당뇨병성 성기능 장애

당뇨병 환자의 적극적인 혈당 관리가 이루어지지 못하면 자율신경의 이상으로 비뇨생식계에도 문제가 발생할 수 있다. 발기부전, 역행성 사정, 오르가슴 장애와 요실금 등이 나타나게 되는데, 남성 당뇨병 환자의 약 50% 이상이 발기부전과 역행성 사정이 나타난다.

당뇨병 환자가 이와 같은 성기능 장애를 겪게 되면 삶의 질적 향상 차원에서 심각한 문제가 되거나 우울증까지 동반하기도 한다. 특히 발기부전 증상은 일단 발생하게 되면 완전한 회복이 불가능하므로 꾸준한 약물치료나 음경보철술 등 비뇨기과적 도움을 받아야 한다. 성기능 장애의 주요 원인은 당뇨병성 신경 장애와 만성질환으로 인한 스트레스에서 비롯된다고 할 수 있다. 문제가 나타나면 전문의를 찾아 치료를 받도록 하고 최대한 스트레스를 줄이고 조급한 마음을 갖지 않도록 해야 한다.

신장 질환

우리 몸의 신장은 신진대사 과정에서 생겨난 노폐물과 혈액을 여과하고 전해질의 균형을 유지시켜주는 중요한 기능을 한다. 당뇨병이 오랫동안 지속되면 신장 합병증에 주의해야 한다. 오래된 당뇨병으로 신체의 작은 혈관들이 손상되고 면역 기능이 약해진 환자는 혈액을 여과하는 사구체를 중심으로 여러 가지 신장 질환에 노출된다. 당뇨병에 의해 발생한 신장 질환을 통틀어 당뇨병성 신증이라 한다. 당뇨병성 신증이 오랜 기간 지속되면 결국 만성신부전으로 발전할 수 있는데 만성신부전은 당뇨병 환자의 주요 사망 원인 중 하나로 꼽힐 만큼 위협적인 합병증이다.

● 당뇨병성 신증

당뇨병성 신증이란 당뇨병에 의해 신장에 합병증이 나타나는 다양한 상태를 종합적으로 이르는 말이다. 당뇨병 환자의 사망률을 높이는 중요한 원인 중 하나로, 오랜 기간 당뇨병을 앓아온 환자에게서 발생 빈도가 증가한다. 1994년 이후 신부전의 가장 큰 발병 원인으로 당뇨병이 지목되고 있으며 꾸준한 증가 추세를 보이고 있다. 대표적인 당뇨병성 신증의 증상으로는 야뇨, 발목이나 다리의 부종, 경련, 구토, 가려움증 등 다양하다. 개인차는 존재하지만 다음 표에서 볼 수 있는 것처럼 다섯 가지 단계를 거쳐 서서히 진행된다.

단계		상태
1단계	초기	사구체 여과율이 증가하며 신장이 커진다.
2단계	잠복기	사구체 여과율이 꾸준히 증가하며 사구체의 조직적인 변화가 일어난다.
3단계	미세알부민뇨기	당뇨병 발병 10년 이상. 미세알부민뇨나 단백뇨, 초기 당뇨병성 신증이 나타난다.
4단계	단백뇨기	당뇨병 발병 15년 이상. 뚜렷한 단백뇨가 나타나며 신장 기능의 지속적인 감소 증상이 나타난다.
5단계	말기신부전기	당뇨병 발병 20년 이상. 투석이나 이식 치료가 필요한 말기신부전이 나타난다.

단계별 상태가 나타나는 시기는 개인차가 존재한다

당뇨병성 신증 진행 단계

1~3단계에서는 철저한 혈당 조절과 혈압 조절, 정밀 검사 등을 통해 신장 질환의 진행을 최대한 미룰 수 있다. 미세알부민뇨가 발생하면 심혈관계 질환 및 신부전의 위험이 증가한다. 초기에는 간단한 검사만으로는 식별이 어려운 잠복기를 거친다. 대개 당뇨병 진단 후 10~15년 정도가 되어야 당뇨병성 신증이 나타난다. 하지만 혈당 조절을 철저히 한다면 뚜렷한 단백뇨 진행을 상당기간 지연시킬 수 있다. 4단계 단백뇨기에는 뚜렷한 단백뇨가 나타나며 고혈압 및 신장 기능의 지속적인 감소가 나타난다. 4단계까지의 관리 여부에 따라 5단계 말기신부전기의 시기가 결정되는데 만약 제대로 된 혈당 관리와 당뇨병성 신증의 치료를 하지 않게 되면 말기신부전의 시기를 훨씬 더 앞당기게 된다.

말기신부전증이 생기면 노폐물 배설이 어려워 심한 부종이 발생하고 식욕 부진, 오심, 구토, 고혈압, 호흡 곤란 등의 증상이 나타난

> **TIP 사구체 여과율**
> 사구체 여과율은 신장이 일정 시간 동안 특정 물질을 제거할 수 있는 혈장량으로, 신장의 기능을 알 수 있는 지표다.

다. 결국 노폐물 배설의 문제로 혈액 투석이나 복막 투석을 하거나 신장 이식수술을 받아야 한다. 말기신부전증은 제1형 당뇨병 환자의 30~50%, 제2형 당뇨병 환자의 약 20% 정도가 발생한다.

당뇨병성 신증의 예방을 위해서는 철저한 혈당 조절이 우선되어야 하며 고혈압이 있을 때는 고혈압 치료도 병행해야 한다. 가장 기본적인 예방법은 평소 자극적인 음식을 줄이고 과음, 단백질 과잉 섭취, 염분을 과잉 섭취하지 않는 식생활 습관을 갖는 것이다.

당뇨병성 신증의 발생을 예방하고 조기에 발견하여 치료하는 것도 매우 중요하다. 당뇨병 진단을 받으면 최소 1년에 1회 이상은 미세단백뇨 검사를 받는 것이 좋다. 만약 미세단백뇨가 검출되면 당뇨병성 망막증, 심혈관계 질환 등의 검사를 더 자주 시행해야 하고 뚜렷한 단백뇨로 발전하지 않도록 꾸준한 치료를 해야 한다. 이 과정을 넘어서 단백뇨가 검출되는 시기로 들어섰다면 신부전증으로의 진행을 최대한 차단하거나 지연시켜야 한다. 신부전증의 결말은 결국 말기신부전증이기 때문에 그 시기를 최대한 지연시켜야 한다는 것이다.

한 번 발병한 당뇨병성 신증은 혈당을 정상화시켜도 그 진행을 막을 수는 없다. 때문에 초기에 정기적인 검사를 통해 당뇨병성 신증으로 악화되는 것을 예방하는 것이 좋다. 당뇨병성 신증이 발생한 후에는 흔히 먹는 건강식품이나 영양제, 치료 약물 등을 반드시 전문의와 상의 후 복용해야 한다.

안 질환

당뇨병을 앓게 되면 시야가 흐려지거나, 눈앞에 무언가가 떠다니는 것처럼 보이거나, 원거리에 있는 사물을 또렷하게 볼 수 없는 등 시력이 나빠지는 것을 느끼게 된다. 제2형 당뇨병의 경우 발병 연령이 높기 때문에 합병증을 의심하기보다는 흔히 말하는 노안 증상으로 가볍게 여기고 넘길 수 있다. 적극적인 안과 검진과 치료보다는 그동안 써오던 안경을 바꾸거나 새롭게 돋보기를 장만하는 정도에서 그치기 일쑤다. 당뇨병 환자의 혈당 조절이 제대로 이루어지지 못하면 망막병증, 백내장, 녹내장 등의 안 질환이 합병증으로 나타날 수 있고 심한 경우 실명의 위기에 처할 수 있다는 사실을 기억해야 한다.

● 당뇨병성 망막증

당뇨병이 없는 사람에 비해 당뇨병 환자의 실명 위험은 무려 20배나 높다. 그중 당뇨병성 망막증은 망막의 모세혈관에 변화가 생겨 혈관 내의 혈액, 지방질, 수분이 누출되는 질환으로, 안 질환 중 가장 빈번하게 나타나는 합병증이다. 당뇨병성 망막증은 당뇨병의 발병 기간이 길수록 잘 생기며 서서히 진행되는 것이 특징이다. 때문에 가벼운 노안 증상으로 오해하기 쉽다. 초기에는 시력의 변화가 크게 나타나지 않아 그대로 지나치기 쉽고, 더 뚜렷한 시력 장애가 나타났을 때 치료 시기를 놓치게 되면 실명으로 이어지게 된다.

초기에는 망막 모세혈관의 막이 두꺼워지고 혈관 주위 세포가 없어지면서 혈관 벽이 부풀어 오르는 증상이 발생한다. 증상이 계속 진행되면 혈관으로부터 혈액 성분이 빠져나와 망막이 붓고 출혈이 생기게 된다. 이를 '비증식성 망막증'이라고 부른다. 만약 이 혈액 성분이 망막의 중심부인 황반을 침범하면 황반에 부종이 생기게 되는데 이것이 당뇨병에서 시력을 흐리게 하는 가장 큰 원인이다. 황반부종은 혈당이나 혈압이 정상으로 되거나 레이저 치료를 받으면 사라질 수 있다. 또한 비증식성 망막증이 악화되면 증식성 망막증이 되는데, 이 상태가 되면 망막의 모세혈관을 막고 혈액순환을 저해해 결국 실명의 위기에 놓이게 된다.

환자가 자각할 수 있는 증상들이 나타날 때는 이미 망막증이 많이 진행된 상태일 가능성

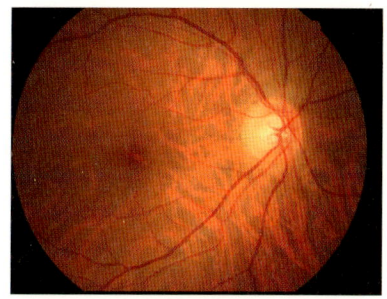
정상 망막

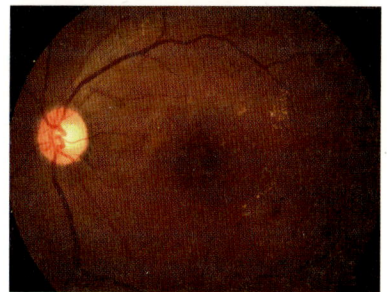
비증식성 망막증

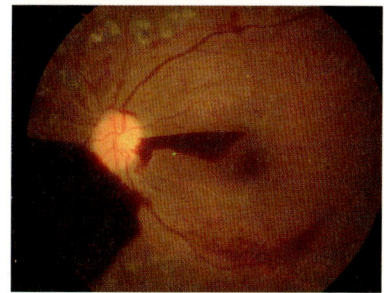
증식성 망막증

이 크다. 당뇨병성 망막증의 초기 증상이라 할 수 있는 비증식성 망막증을 조기에 발견하면 간단한 치료로 시력을 지킬 수 있고 상태가 악화되는 것을 막을 수 있다. 따라서 정기적인 안과 검진으로 합병증을 조기에 발견하는 것은 필수다. 증식성 망막증일 경우 레이저를 이용한 광응고술이 널리 사용되고 있으나 치료라기보다는 더 이상의 진행이나 시력 저하를 막아주는 정도에 그친다.

무엇보다 당뇨병 초기부터 꾸준한 혈당 관리와 혈압 관리로 합병증을 예방하는 것이 최선의 과제다. 제2형 당뇨병의 경우 당뇨병 진단 시 이미 망막증을 가지고 있는 경우도 많으므로 안과 검진을 함께 받도록 해야 한다. 이미 당뇨병성 망막증을 앓고 있는 환자라면 혈당 조절과 신장 합병증 치료를 하고 안과에서 비증식성 망막증 검사를 4개월에 한 번, 증식성 망막증 검사를 1~2개월에 한 번씩 받아 주의 깊게 관찰해야 한다.

● **당뇨병성 백내장**

카메라 렌즈에 해당되는 수정체에 혼탁이 일어나 뿌옇게 되는 증상을 백내장이라 한다. 사진을 찍을 때 렌즈가 깨끗해야 사진이 깨끗하게 찍히는 것을 떠올리면 된다. 백내장은 대표적인 노인성 질환으로 80세 이상의 고령 환자 80~90% 이상이 백내장을 앓고 있다. 거꾸로 생각해보면 당뇨병을 앓고 있는 고령 환자의 대부분도 백내장을 피할 수는 없을 것이다. 당뇨병성 백내장은 실제로 당뇨병성 망막증과 함께 가장 흔하게 나타나는 합병증이다. 당뇨병성 백내장을 앓는 환자들의 대부분은 50~70세의 연령층으로 노인성 백내장과 구별이 쉽지 않은데 어떤 경우에는 당뇨병성 백내장이 노인성 백내장의 진행을 더욱 빠르게 악화시키기도 한다.

당뇨병 환자의 경우 높은 혈당으로 인해 간접적인 영향을 받기도 하지만 당뇨병 자체가 워낙 만성적인 질환이기 때문에 신체 전반적인 상황을 악화시켰다고 보는 게 맞다. 당뇨병 진단을 받고 혈당 관리를 충실히 했다면 발생 시기를 좀 더 늦출 수 있고, 정기적인 안과 검진을 통해 시력이 저하되고 백내장이 빠르게 진행되는 것을 막을 수 있다. 백내장은 시력이 흐려지는 것 외에 통증이나 별다른 증세는 없으며 비교적 간단한 수술로 치료가 가능하다. 수정체에만 손상을 입은 경우라면 수정체를 적출해 인공수정체를 삽입하는 방법은 성공률이 높고 경과가 양호하다.

피부 질환

당뇨병으로 인해 고혈당이 지속되면 여러 가지 합병증을 겪게 되는데 피부 역시 예외는 아니다. 당뇨병의 피부 증상은 여러 가지 다양한 형태로 나타나는데 환자에 따라서는 증상이 없는 경우부터 극심한 염증이나 가려움증을 호소하기도 한다. 당뇨병으로 인해 나타나는 피부 질환은 대부분 신경병증과 함께 나타나기도 하며 가장 큰 원인은 혈당의 상승이다.

혈당이 높아지면 피의 삼투압이 증가하고 백혈구의 속도가 느려져 병균에 대항하는 기능이 떨어진다. 때문에 외부 세균에 효과적으로 대처하지 못하고 상처가 쉽게 생기고 회복도 느리다. 한 번 피부 질환이 시작되면 치료가 쉽지 않고 정도가 더욱 심해지는 경우도 많다. 또한 스트레스 호르몬의 분비로 혈당이 더욱 상승하는 악순환을 반복하게 된다. 결국 피부 질환을 예방하는 가장 기본적인 원칙 역시 혈당 조절에 있는 셈이다.

● 당뇨병성 가려움증

가려움증은 당뇨병 환자에게서 흔히 나타나는 피부 증상의 하나다. 대부분 전신적으로 나타나기도 하지만 항문이나 성기 부위에 국한되어 나타나기도 한다. 이러한 증상의 원인으로는 건조한 피부를 들 수 있다. 당뇨병이 진행되어 자율신경 기능에 이상이 오면 땀 분비가 줄어든다. 또한 고혈당이 유지되면 밖으로 혈당을 내보내려는 신장의 기능으로 수분을 필요로 하게 된다. 이때 즉각적인 수분 공급이 이루어지지 못하면 세포 속의 수분을 끌어와 결국에는 피부 건조증을 유발한다.

건조한 피부는 가려움증의 주요 원인이다. 평소 혈당 조절에 신경을 쓰고 보습제나 오일 등을 이용하여 피부가 건조해지지 않게 보호해야 한다. 특히 발에 땀 분비가 적어지면 피부에 균열이 생기고 이로 인해 피부 감염이 생길 수 있으니 보습에 주의해야 한다. 극심한 가려움증은 참지 말고 의사와 상의해 약을 처방받도록 해야 한다. 만약 가려움증을 참지 못하고 긁어서 상처가 나면 감염 증상이 발생해 상처를 더욱 크게 만들 수 있으니 주의해야 한다.

● 피부 감염증

당뇨병 환자의 피부 감염은 주로 포도상구균에 의한 세균 감염과 피부사상균에 의한 곰팡이 감염이 흔하게 나타난다. 비만한 당뇨병 환자의 경우 피부가 접히는 부위에 습진을 동반한 피부사상균의 감염이 나타나면 피부의 가려운 증상과 세균이나 곰팡이의 감염, 뾰루지나 종기가 끊이지 않고 나타난다.

당뇨병 환자는 당뇨병이 없는 사람에 비해 피부 질환의 치료가 훨씬 어렵고 재발이 쉬워 한 번 피부 질환이 나타나면 큰 고통을 받게 된다. 세균 감염에 의한 피부 질환 중 가장 많은 비중을 차지하는 농피증은 피부에 침입한 세균으로 인해 피부가 곪는 증상이다. 대개 동시에 여러 곳에 발생하는데 흔히 나타나는 뾰루지 정도로 가볍게 여기고 염증을 터뜨리거나 긁어서 상처를 내는 일이 없도록 해야 한다.

만약 그대로 방치할 경우 궤양으로 변하는 등 증상이 악화되기도 하니 전문의를 찾아 처방을 받는 것이 현명하다. 이러한 피부 질환 합병증을 예방하려면 항상 몸의 상태를 주의 깊게 관찰해야 하며 외부에서 균이 침입하지 못하도록 위생에 각별히 신경 써야 한다. 사소한 피부 질환이라도 철저하게 치료하여 더욱 악화되지 않도록 주의하는 것이 중요하다.

● **당뇨병성 족부 질환**

흔히 '당뇨발'이라고 부르는 당뇨병성 족부 질환은 당뇨병으로 인한 동맥경화증과 말초신경증이 원인이 되어 피부에 원활한 혈액이 공급되지 못해 나타나기 시작한다. 그 이후 외상, 화상, 화농의 악화로 급격하게 진행되며 치유가 잘 안 되고 2차적 세균 감염으로 괴저를 초래하게 된다. 심한 경우 생명을 잃거나 다리를 절단해야 하는 최악의 상황에 이를 수 있다. 생명을 잃는 것과 마찬가지로 환자와 가족에게 큰 고통을 주는 합병증으로 영구적인 장애를 초래하지 않기 위해서는 족부 질환에 대한 충분한 이해가 필요하다.

당뇨병 환자에서 족부 질환 발병률은 약 2~7%이고, 당뇨병 환자

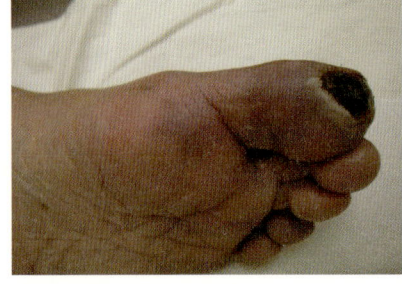 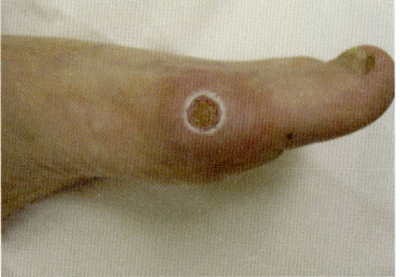

당뇨병성 족부 질환

가 사는 동안 족부 질환을 앓을 가능성은 약 15/%로 알려져 있다. 그러나 최근 당뇨병 환자의 합병증에 대한 경각심이 증가하면서 환자 스스로 혈당 관리를 위해 노력하는 경우가 많고, 새로운 약제의 개발로 족부 질환 발생률이 감소하고 있는 추세다.

신경병증의 합병증으로 인해 시작되는 피부 질환으로 무뎌진 감각이 문제가 되어 발병하는 경우가 많다. 상처가 생겨도 감각이 둔해져 조기에 발견하지 못하거나 피지나 땀의 분비가 감소하며 발의 피부가 건조해져 상처 부위가 세균이나 바이러스에 감염되는 과정을 거친다. 만약 그대로 방치해 악화되면 원활한 혈액순환이 이루어지지 않아 심한 경우 궤양과 괴저가 발생해 결국 하지를 절단해야 하는 최악의 상황에 처하게 된다.

당뇨병 환자들에게는 발 관리 역시 중요하다. 신경계 장애로 인해 감각이 둔해져 상처가 생겨도 조기에 발견하지 못하는 경우가 많

TIP 발에 생기는 병변을 예방하기 위한 방법

1 담배를 피우면 동맥경화 속도가 훨씬 빨라지니 반드시 금연한다.
2 화상, 상처에 대비해 절대 맨발로 다니지 말고 양말을 신는다.
3 발톱은 일자로 자르되 너무 짧게 자르지 말아야 한다. 발톱이 살을 파고드는 사람은 항상 발톱의 길이와 두께를 일정하게 조절하고 더욱 주의 깊게 발을 관찰해야 한다.
4 당뇨병 환자는 신경 장애로 인해 발에 땀이 잘나지 않으므로 매일 저녁에 미지근한 물에서 15분 정도 족욕을 하는 것이 좋다. 족욕 후에는 발을 잘 건조시키고 보습크림을 충분히 발라준다.
5 티눈이나 굳은살을 억지로 제거하지 말고 반드시 의사와 상담해야 한다.
6 발에 잘 맞는 면양말을 신는다.
7 매일 신발을 신기 전 신발 내부를 확인해 상처가 날 수 있는 요인을 제거해야 한다.
8 다리를 꼬고 앉거나 신체를 압박하는 벨트, 거들 등은 혈액순환을 방해하므로 피한다.
9 너무 작거나 큰 신발은 신지 않는다.
10 다리 근육의 힘과 탄력성을 유지하기 위해 가벼운 운동을 하는 것이 좋다.

아 수시로 자신의 발 상태를 체크하는 것이 중요하고 상처가 생기지 않도록 발을 보호해야 한다. 사소한 피부 질환이나 상처라도 가볍게 여기지 말고 즉시 병원을 찾아 치료해야 한다.

당뇨병성 족부 질환을 예방하기 위해서는 무엇보다 철저한 혈당 관리를 해야 한다. 신경병성 합병증에 걸리지 않도록 사전에 예방하는 것이 최선이며 정기적인 합병증 검사를 받아보는 것도 좋다.

구강 질환

혈당 조절이 불량한 당뇨병 환자는 그야말로 합병증을 끊임없이 달고 살아야 하는 시련을 겪는다. 혈당 조절만 제대로 하면 모든 합병증으로부터 최대한 안전하게 방어할 수 있음에도 불구하고 현실은 그렇지 못한 경우가 많다. 어찌 됐건 혈당 조절이 잘되지 않는 당뇨병 환자에겐 구강 질환도 예외일 수는 없다. 고혈당으로 인해 몸에 수분이 부족해지면서 침의 분비도 줄어 입안이 마르거나 치주 질환과 충치 등의 구강 질환 빈도가 높아진다.

● 충치

혈당 조절이 잘 안 되면 일단 구강건조증이 심해진다. 구강건조증은 치아의 윤활 작용과 보호 작용이 떨어져 충치의 빈도를 높인다. 또한 타액의 점도가 높아져 치석이 쉽게 형성된다. 따라서 당뇨병 환자는 더 자주 치석 제거를 해야 한다. 충치는 구강 내 세균이 치아 면에 머물며 치아에 구멍이 생긴 상태를 말한다. 충치를 그대로 방치하면 치아 내의 신경에까지 세균 감염이 진행되어 치신경 염증을 유발할 수도 있다. 당뇨병 환자가 혈당 관리를 제대로 하지 못하면 항상 입안에 사탕을 물고 있는 것 같은 상태가 된다. 세균이 번식하기 좋은 상태가 되기 때문에 충치가 더욱 심해질 수밖에 없다.

당뇨병 환자는 종종 치아에 이상이 있어도 증상이 없는 경우가 있으니 정기적인 치과 검진을 받을 필요가 있다. 평소 치아 위생에 주의를 기울이고 철저한 혈당 관리가 필요하다. 구강건조증이 느껴질 때는 수시로 입안을 헹궈주는 것도 좋다. 하지만 너무 잦은 양치질은 잇몸에 자극을 줄 수 있으니 하루 3~4번, 식후에 하도록 한다.

● **치주염**

치주 질환의 직접적인 원인은 치태라 불리는 세균 덩어리다. 치태가 잇몸과 치아에 붙어 있으면 잇몸에 염증 및 고름이 생기는 치주염이 발생할 수 있다. 치주염 역시 일반인에 비해 당뇨병 환자에게서 훨씬 많이 나타난다. 건강한 사람은 세균에 대한 방어력이 좋지만 당뇨병 환자의 경우 외부 세균에 방어하는 기능이 많이 약화되어 있기 때문에 세균 침입에 대항하기 어렵다. 더 많은 치태와 세균이 구강 내에 퍼져 있을 수밖에 없는 이유다.

당뇨병 환자에게서는 유독 치주 질환이 더 잘 발견되고 치주 질환이 있는 당뇨병 환자는 혈당 조절이 잘되지 않는다는 보고들이 있다. 그만큼 당뇨병 환자와 치주 질환은 서로 미치는 영향력이 높다고 할 수 있다. 반대로 생각해보면 치주 질환을 치료하면 혈당 조절이 잘되고 혈당 조절을 잘하면 치주 질환이 발생하지 않을 가능성이 크다는 얘기다.

치주염에 걸리면 잇몸이 붓고 피가 나며 시리고 아픈 증상이 나타난다. 당뇨병 환자의 경우 이러한 증상으로 잇몸에서 고름이 나며 이가 흔들리는 증상까지 나타나기도 한다. 이러한 증상이 나타나는 이유는 혈관 벽의 대사 장애로 산소 및 영양분의 공급이 원활하게 이루어지지 않아 세균에 대한 저항력이 떨어져 있기 때문이다.

치주염을 예방하기 위해서는 철저한 혈당 관리와 치아에 대한 지속적인 관심이 필요하다. 치아 위생에 신경을 써 세균성 플라그를 최대한 억제하도록 하고 6개월마다 정기적인 치과 검진을 받도록 해야 한다.

합병증 검사, 얼마나 자주 받아야 하나?

합병증의 예방은 무엇보다 적절한 시기에 정확한 검사를 통해 병증을 조기에 발견해 악화나 진행을 최소화하는 것이다. 어떤 검사를, 어떤 시기에 하는 것이 적절한지 체크해보는 것도 합병증을 예방하기 위한 방법이다.

수시로 해야 할 검사
혈당 검사 자신의 혈당을 수시로 체크하는 것이 가장 기본적인 혈당 관리 방법이다.
혈압 검사 당뇨병이 있는 사람은 고혈압이 발생하기 쉽고 일단 고혈압이 발생하면 동맥경화증 등 여러 가지 합병증에 더 쉽게 노출된다. 만약 고혈압을 진단받은 경우라면 혈압을 130/80mmHg 이하로 유지해야 하고, 당뇨병성 신증이 동반된 경우에는 더 낮게 유지할 필요가 있다.

2~3개월마다 해야 할 검사
당화혈색소 검사 당뇨병 환자는 최근 2~3개월간의 혈당 조절 평균치를 확인할 수 있는 검사로 좀 더 정확한 혈당 조절 수치를 확인할 수 있다.

매년 실시해야 할 검사
간 기능 검사 많은 당뇨병 환자에게서 지방간이 동반될 수 있기 때문에 혈액 검사, 복부초음파 검사를 통해 간 기능을 확인하는 것이 좋다.
혈중 콜레스테롤 검사 심부전, 협심증, 심근경색, 동맥경화 등의 발병률이 일반인보다 높은 당뇨병 환자는 혈당 체크만큼이나 혈중 콜레스테롤을 체크하는 것이 중요하다. 검사 결과가 정상치로 나타나면 6개월~1년에 한 번씩 정기검진을 받고, 정상치보다 높게 나타나면 최소 3개월 간격으로 검사를 실시해야 한다.
안저 검사 당뇨병 유병 기간이 긴 환자일수록 꼭 받아야 하는 검사다. 망막증 및 백내장, 녹내장에 대비할 수 있도록 당뇨병유병 기간이 10년 이상이면 꼭 검사받아야 한다.
단백뇨 검사 소변에서 단백질 성분이 배출되는지 여부를 알 수 있는 소변 검사다. 이 검사를 통해 신장 기능의 이상 여부를 판단할 수 있다. 조기 진단으로 신장 합병증의 진행을 최대한 지연시킬 수 있다.
족부 검사 당뇨병 환자들이 가장 두려워하는 합병증 중 하나인 족부병변에 대한 검사는 발에 있는 혈관이나 신경 검사를 통해 진단할 수 있다.
치과 검사 치주염이나 충치는 혈당 조절에 실패하는 원인을 제공한다. 6개월이나 1년에 한번 정기검진을 받는 것이 좋다.

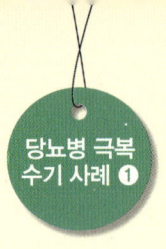

단백질 섭취를 늘려라!

정원해 (남자, 63세)

약 20년 전 다니던 직장에서 건강검진을 받았는데, 소변 검사에서 당이 검출되었다는 결과를 들었다. 그전까지 특별히 아프거나 불편한 점 없이 살아왔고, 가족 중에도 당뇨병을 앓던 사람이 없었기에 다소 의외였다. 주위에선 그 전날 회식자리에서 술을 많이 마셨기 때문에 그렇게 나왔을 수 있다고 안심시켜 주었다. 크게 걱정한 것은 아니었지만 석연치 않은 마음이 가시질 않아 모 대학병원을 찾았다. 몇 가지 검사를 해보더니 아직 당뇨병은 아니고 당뇨병 전 단계이니까 주의하라는 말을 들었다. 처음 얼마간은 신경이 쓰였지만 이내 바쁜 일상 속에 별다른 주의를 기울이지 못하고 한동안 당뇨병을 잊은 채로 지냈다.

그러다가 12년 전, 50대 초반에 당뇨병을 진단받고 모 대학병원에서 진료를 받게 되었다. 담당 의사선생님은 최대한 적게 먹고 체중을 줄이라고 했다. 당시 155cm의 키에 52kg이 나갔으니, 내가 생각하기에 결코 비만은 아니었지만 일단 실행에 옮겼다. 하지만 무조건 적게 먹으려 하니 하루 종일 기운도 없고 혈당 조절도 썩 잘되는 것 같지 않아서 이대로는 힘들겠다는 생각이 들었다.

마침 연세대에 친구가 있어 당뇨병을 잘 보시는 교수님을 소개해달라고 부탁했다. 그렇게 차봉수 교수님의 첫 진료를 받게 되었다. 차봉수 교수님은 이전 의사선생님과는 달리 단백질을 많이 먹고 오히려 체중을 좀 더 늘리라고 하셨다. 이전 처방과 정반대의 처방을 내렸다는 점에서 불안하기도 했지만, 설명을 듣다 보니 왜 체중을 늘려야 하는지 이해가 갔다. 환자로선 무작정 적게 먹으라는 것보다 우선 반가웠고, 구체적인 식사요법과 생활 습관을 알려주시니 실제로 많은 도움이 되었다.

현재 체중은 54kg 정도고, 혈당도 안정적으로 조절되고 있다.

나의 생활 습관을 소개하자면, 우선 최대한 많이 걸어 다니려 노력하고 있다. 지하철도 한 구간은 걸어가서 타고, 집이 홍대 인근인데 진료를 받으러 갈 때마다 세브란스병원까지 걸어 다닌다. 못해도 일주일에 3일은 1시간에서 1시간 반 정도 걷는다. 식사요법도 특별하지 않고, 그저 과식하지 않고 꼬박꼬박 정확한 시간에 챙겨 먹고 있다. 담배는 원래 안 하지만 술은 가끔 무리 되지 않을 정도로만 하고 있어 특별히 불편함이 없다.

당뇨병을 처음 진단받았을 땐 평생 완치되지 않는 병이라는 생각에 절망스럽고 어떻게 혈당을 조절해야 할지도 막막했다. 하지만 차봉수 교수님의 진단을 믿고 그대로 실천하다 보니 어렵지 않게 혈당을 조절할 수 있었고, 12년이 지난 요즘은 훨씬 몸과 마음의 부담이 덜하다. 당뇨병을 진단받은 내 주위 사람들에게도 나는 항상 차봉수 교수님을 추천해주면서 이야기한다. 당뇨병은 무조건 안 먹는다고 낫는 게 아니라, 건강한 식단으로 잘 챙겨 먹고 좋은 생활 습관으로 다스릴 때 이겨낼 수 있는 거라고 말이다.

Dr. 코멘트   제2형 당뇨병을 진단받았을 때 당뇨병을 잘 모르는 의사나 환자가 오해할 수 있는 가장 큰 부분은 무조건 체중을 줄여야 한다고 생각한다는 점이다. 물론 급격한 체중 증가가 있었거나 워낙 비만도가 높은 사람의 경우는 체중 감량이 혈당 조절에 큰 도움을 준다. 그러나 위 환자처럼 체질량지수도 높지 않고 평생 한 번도 비만이었던 적이 없는 환자에게 무조건 체중 감량만을 강조하는 것은 옳지 않다. 당뇨병은 평생 자신이 잘 관리해야 하는 병이고, 따라서 각각의 환자에게 개별화된 맞춤 치료가 필요하다.

이 환자의 경우 10년 이상 약을 조절하지 않은 상태에서 당화혈색소가 거의 6.5% 이하로 굉장히 잘 유지되었다. 그러다가 1~2년 전 한차례 7% 이상으로 높아진 경우가 있었는데, 약 복용량을 늘리지 않고 "생활 습관적인 부분에서 문제가 있었던 것 같으니 개선하시라"고 말씀을 드렸다. 그 후 환자의 노력과 실천으로 다음 진료 시 6.5% 이하로 잘 조절된 상태였다. 당뇨병을 관리하기 위한 생활 습관은 결국 건강한 생활 습관이다. 일상생활에서 꾸준히 운동하고, 폭식하지 않고 골고루 먹으면서, 자신의 스트레스를 잘 조절할 수 있다면, 이 환자의 경우처럼 10년 넘게 거의 정상에 가까운 혈당을 유지할 수 있으며, 그 어떤 사람보다도 건강하게 지낼 수 있다.

PART 03

당뇨병, 충분히 극복할 수 있다

생활 습관의 개선은 당뇨병 관리에 있어서 가장 기본적인 문제지만 한편으론 가장 어려운 과제다. 제2형 당뇨병의 발생 원인에는 유전적 요인과 함께 잘못된 생활 습관으로 인한 환경적 요인이 크게 작용한다. 따라서 당뇨병의 예방과 치료에 있어서 비만, 운동 부족, 잘못된 생활 습관, 식습관 등은 가장 먼저 개선해야 할 부분이다. 생활 방식의 소소한 변화만으로도 당뇨병의 치료는 물론 건강한 삶에 다가설 수 있다.

긍정적인 생각이
치료의 시작

당뇨병뿐만 아니라 모든 질병 치료에 있어 긍정적이고 희망적인 마음으로 치료에 임하는 것이 절대적으로 우선되어야 할 과제다.

치료에 임하는 적극적인 자세는 0순위 과제

"그럼 저도 곧 당뇨병 환자가 되는 건가요?"

혈당 검사로 당뇨병 전단계인 '전당뇨병 prediabetes' 진단을 받은 50대 남성의 반응이다. 남성은 이미 자신이 당뇨병에 걸린 것처럼 침울하고 불안한 표정으로 되물었다. 식생활 습관 개선을 포함한 적극적 관리의 중요성에 대해 한참동안 설명을 듣고 난 후에야 안심하고 진료실을 나갔다.

이런 환자의 케이스는 그나마 다행이다. 당뇨병으로 진행되지 않기 위한 방법을 충분히 이해하고 최대한 자신이 노력하겠다는 마음을 먹은 경우 상태가 악화될 위험이 상당히 낮아질 수 있다. 당뇨병은 무엇보다 환자 스스로 긍정적인 생각을 가지고 노력하는 것이 치료에 큰 영향을 미치기 때문이다.

환자가 치료에 적극적으로 임하는 것은 당뇨병뿐만 아니라 모든 질병을 이기기 위한 절대 과제다. 어쩌면 긍정적인 생각을 가지고 치료에 적극적으로 임하는 것은 생활 습관의 개선보다 선행되어야 하는 0순위 과제라고도 할 수 있다. 여기서 '적극적'이라는 의미는 단순히 혈당을 떨어뜨리기 위해 가능한 모든 수단을 쓰거나 동반된 문제들을 치료하기 위해 무조건 약을 복용해야 한다는 의미는 아니다. 당뇨병이 오래 진행되거나 합병증이 진행된 경우 목표한 혈당치를 만들기 위해 무리수를 쓴다면 오히려 그것이 문제가 될 수 있다. 그렇다면 적극적으로 치료를 한다는 것은 어떤 의미일까.

아직 당뇨병 진단을 받지 않은 전당뇨병의 경우 고혈압, 고지혈증과 같은 문제를 좀 더 강한 기준을 두고 조절해야 한다. 그러기 위해서는 식생활 습관을 개선하기 위해 스스로 노력해야 한다. '전당뇨병이라면 아직 당뇨병은 아니지 않은가!'라며 안일한 생각으로 잘못된 생활 방식을 그대로 유지한다면 머지않아 당뇨병 환자로 진료실을 다시 찾게 될 수도 있다는 것을 기억해야 한다. '생활 습관병'이라고도 불리는 당뇨병은 생활 습관의 개선 없이는 예방도, 어떠한 치료 효과도 기대하기 어렵다.

이미 당뇨병 진단을 받고 오랜 기간 치료를 받고 있는 환자는 수년간 반복되는 식사요법과 약물치료에 점점 지쳐가기도 하고 스스로 스트레스를 만들 수 있다. '언제까지 지겨운 식사요법과 약물치료를 계속해야 할까?' '당뇨병이기 때문에 이걸 먹으면 절대 안 되겠지?' '나는 당뇨병 환자니까 이렇게 해야만 하는데······.'라며 노력의 끈을 놓아버리거나 스트레스에서 벗어나지 못하는 경우가 많다는 것이다. 그러나 당뇨병을 앓고 있는 환자라면 목표 혈당 유지에 최선의 노력을 다해야 하며 합병증이 진행되지 않도록 각별히 주의해야 한다.

 오랜 기간 당뇨병과 싸우며 약물치료나 식사요법이 완치에 별반 도움이 되지 않는다는 회의적인 생각을 갖고 있다면 그 생각부터 버려야 한다. 잘못된 식습관을 바꾸고 생활 습관을 교정하는 것은 이미 당뇨병 치료를 위한 노력을 넘어, 보다 건강한 삶을 누릴 수 있는 새로운 조건을 만들고 있는 것이다. 단기간 내에 생활 방식을 수정하고 그것이 습관으로 자리 잡히기도 전에 회의를 느끼거나 완치에 대한 부정적 생각을 갖는다면 더 큰 스트레스를 감당해야 할 수도 있다. 긍정적인 생각을 갖는 것, 그것이야말로 치료의 시작이라는 것을 꼭 기억해야 한다.

실현 가능한 목표 체중

표준체중이 아닌 경우 무조건 체중을 감량해야 한다고 하면, 그 자체로 스트레스가 될 수 있다. 현실적으로 본인이 감량할 수 있는 목표치를 정하고 그에 맞춰 식생활 습관을 개선해 나가는 것은 당뇨병 치료 과정 중 하나이다.

비만은 당뇨병의 원인

당뇨병을 유발하는 환경적 요인에는 여러 가지가 있지만 그중 비만이 중요한 요인이 된다. 그런데 막상 진료실에서 환자들을 만나다 보면 모두 비만한 것만은 아니다. 우리나라의 당뇨병 환자는 서구와 다르게 정상 체중이거나 마른 체형도 많기 때문이다.

하지만 상당수가 잘못된 식습관과 운동 부족으로 비만 요소를 충분히 가지고 있다. 잘못된 식습관과 운동 부족은 결국 비만이 되는 지름길이란 걸 모르는 이는 없을 것이다. 그만큼 비만인 경우 당뇨병에 노출될 위험이 크게 증가하기 때문에 비만 요소를 가진 사람은 당뇨병에 걸릴 위험 요소를 동시에 가지고 있다고 할 수 있다. 비만을 예방하는 것과 비만에서 벗어나는 것은 당뇨병의 위험에서 벗어나는 가장 바람직한 방법이다.

그렇다면 비만의 기준은 무엇일까? 사람마다 근육량과 지방량의 차이가 있기 때문에 단순히 체중만으로 정확한 비만도를 측정할 수는 없지만 객관적 기준 중 하나임에는 틀림없다. 따라서 자신의 체중이 표준체중에 속하는지 체크하는 것은 상당히 중요하다.

이밖에도 허리둘레나 체질량지수를 통해 비만지수를 판단하는 것과 체지방량을 조절하는 것도 꼭 필요하다. 오른쪽 '비만지수 체크 포인트' 표를 참고하면 보다 객관적으로 비만지수를 진단할 수 있다.

2kg 감량부터 시작하라

비만인 경우 다이어트를 시작한다면 처음부터 단기간에 표준체중을 만들겠다고 무리한 목표를 정할 필요는 없다. 목표를 정할 때 단기간에 높은 목표를 설정하는 것보다 장기간에 걸쳐 조금씩 목표를 조정해 나가는 것이 좋다. '비만지수 체크 포인트'에서 예를 든 남성의 경우 체중 1kg을 감량하면 약 2% 정도 비만도가 줄어든다. 한 달을 기준으로 1.5% 정도의 비만도 감량을 목표로 정하는 것이 더욱 현실적인 목표가 될 수 있다. 즉, 이 남성의 경우 자기 체중의 약 5%

비만지수 체크 포인트

비만이 당뇨병의 원인 중에 하나인 것은 틀림없다. 자신의 비만도와 체질량지수를 파악하고 체중 감량 목표를 세우도록 하자.

표준체중(kg) 구하기

남자 = 키(m)×키(m)×22
여자 = 키(m)×키(m)×21

예 키 170cm, 체중 75kg인 남성의 표준체중 구하기
1.7×1.7×22 = 63.5kg

비만도(%) 측정하기

비만도 = 실제 체중÷표준체중×100

90% 이상 110% 미만	정상 체중
110% 이상 120% 미만	과체중
120% 이상	비만

예 키 170cm, 체중 75kg인 남성의 비만도 구하기
75÷63.5×100 = 118%(과체중)

체질량지수(BMI) 구하기

BMI = 실제 체중÷(키(m)×키(m))

18.5~22.9	정상 체중
23~24.9	과체중
25~29.9	비만
30 이상	고도비만

예 키 170cm, 체중 75kg인 남성의 체질량지수 구하기
75÷(1.7×1.7) = 25.9(비만)

정도(3.75kg)를 3개월 최대 감량 목표로 설정하고 절대 무리한 목표를 갖지 않도록 해야 한다.

당뇨병 환자들의 경우 무리한 목표 체중을 설정하는 것보다는 20세 때의 체중을 기준으로 목표 체중을 잡는 것이 좋다. 20세 때의 체중보다 최대 20% 이상 증가하지 않도록 조절하는 것이 오히려 더 현실적이다. 무리한 목표 체중을 설정하는 것은 다이어트에 대한 스트레스를 만들고, 실패할 경우 원래 체중보다 더 많이 증가하는 요요현상을 겪을 수 있다. 다이어트는 체중 감량과 지방량 감소도 중요하지만, 다이어트 종료 후 감량한 체중을 6개월 이상 유지하는 것이 더욱 중요하다.

최근 다양한 당뇨병 신약들이 개발되면서 당뇨병 관리에 있어 체중 감량에 대한 중요성은 과거에 비해 다소 줄어든 느낌이다. 하지만 비만한 당뇨병 환자가 체중이 줄면 당연히 치료에 큰 도움이 된다. 실제로 10kg씩 감량해서 매우 좋은 효과를 보는 환자들도 있다. 하지만 이러한 기준이 보편화되기 힘든 것이 사실인 만큼 최고의 목표를 가지고 있되, 그 목표에 도달하기 위해 무리수를 써서 지나친 스트레스를 받거나 요요현상을 겪지 않는 것이 바람직하다. 즉, 비만인 경우 최종 감량 목표를 5kg, 또는 5%로 설정하겠지만, 현실적으로는 2kg 감량을 목표로 시작하는 것이 훨씬 도움이 된다는 것이다.

허리둘레와 복부비만

남성의 경우 허리가 90cm(35.5인치) 이상, 여성의 경우 85cm(33.5인치) 이상이면 복부비만이라 할 수 있다. 체중이나 체질량지수로 비만도를 측정하는 것도 중요하지만 허리둘레를 측정해 복부비만을 체크하는 방법도 필요하다. 허리둘레가 클수록 복부비만이 심하다고 말할 수 있고 복부비만은 그만큼 내장지방이 많다는 것이다. 내장비만이란 내부 장기에 지방이 쌓여 복부비만으로 이어지는 것인데 이 내장지방은 한 번 쌓이기 시작하면 빼기도 쉽지 않고 동맥경화, 고혈압, 뇌졸중은 물론 당뇨병의 발병 원인이 되기 때문에 각별히 주의해야 한다.

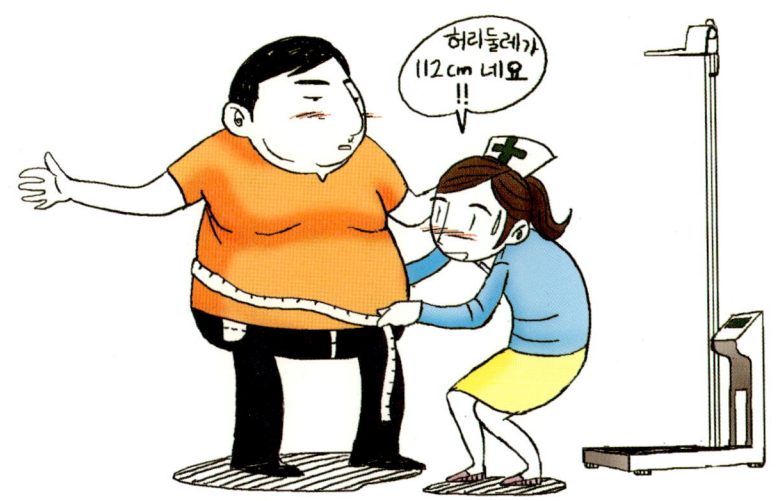

나이가 들면서 배가 나오면 '인격이 쌓이는 것이다'라는 농담을 하곤 하는데 허리둘레를 측정해 복부비만이 의심된다면 체지방측정기를 통해 정확한 체지방량을 측정해보는 것이 좋다. 필요에 따라 내장비만의 정확한 측정을 위해 MRI(자기공명영상촬영)나 복부 CT 촬영(컴퓨터단층촬영)을 통해 정확한 진단을 받아볼 수 있다. 복부비만은 나이가 들면서 겪게 되는 신체의 당연한 변화도 아니고 농담의 소재 정도로 가볍게 여길 문제도 결코 아니다.

비만은 당뇨병을 포함해 각종 성인병을 유발하는 가장 큰 위험 요소다. 비만에서 벗어나기 위해서는 올바른 식습관과 규칙적인 생활 습관, 충분한 운동량을 갖는 것이 관건이다. 자극적인 음식을 선호하고 불규칙한 생활 습관을 반복하며 2~3층 높이의 계단이나 가까운 거리도 걷기를 꺼린다면 비만에서 벗어날 수 없게 된다. 일상에서 최대한 많이 움직이고, 담백한 음식을 선호하고, 스트레스를 최소화하는 것. 이 세 가지는 비만에서 벗어나 당뇨병을 이기는 가장 기본적인 과제다.

지금 시작하라, 금연과 절주

흡연이나 음주가 몸에 나쁘다는 것은 누구나 알고 있는 상식이지만, 당뇨병 환자라면 혈당과 체중 조절 그리고 당뇨병 합병증을 예방하기 위해 금연과 절주는 반드시 시행해야 한다.

흡연은 심혈관계 질환의 주요 원인

흡연을 하면 니코틴을 포함한 4천여 가지가 넘는 화학물질과 독성 물질이 혈관을 따라 침투하게 된다. 흡연은 혈관 손상과 직결되는 문제인 셈이다. 혈관이 손상되면 혈액순환에 장애가 따르게 되고 손상된 혈관에 지속적으로 콜레스테롤이 쌓여 결국 고혈압, 심근경색, 동맥경화, 협심증 등 혈관 질환의 원인이 된다. 당뇨병 환자의 경우 고혈당으로 혈관이 손상되기 쉬운 조건에서 흡연으로 인해 더욱 나쁜 영향을 미친다면 당뇨병 합병증으로부터 결코 안전할 수 없다는 얘기다.

특히 흡연은 단기적으로 보면 체중 감량을 가져오기도 하지만 체내의 지방을 내장지방의 형태로 축적해 복부비만을 유발한다. 복부비만은 인슐린의 정상적인 기능을 떨어뜨려 당뇨병 환자의 합병증을 급속도로 촉진시키는 주요 원인이 된다. 즉 당뇨병 진단을 받은 즉시 금연하는 것이 바람직하다.

개인적으로 금연 보조제 처방은 잘하지 않는다. 최근 처방되는 금연 보조제는 상당한 효과가 있기 때문에 금연 시 도움을 받을 수 있다. 하지만 다시 끊을 수 있다는 생각으로 다시 흡연할 가능성이 높다고 보기 때문이다. 금연을 마음먹었으면 바로 끊어버리는 것이 성공하기 쉽다. 단 금연 후 체중 증가를 예방하기 위해 금연을 시작하기 한 달 전부터 운동(특히 유산소운동)을 시작하면 좋다.

혈당과 체중에 직접 영향을 주는 음주

흡연이 혈관에 문제를 일으켜 당뇨병을 악화시키고 합병증 위험을 증가시킨다면 음주는 좀 더 직접적으로 혈당과 비만의 문제에 관여한다. 퇴근 후 직장 동료와의 술자리를 생각해보자. 시원한 생맥주에 갓 튀겨 나온 치킨이라면 하루의 스트레스를 풀어버리기에 충분하다. 문제는 이렇게 기름진 안주를 섭취하는 것에 있다. 알코올은 아무런 영양소가 없이 단순한 열량만 가진 식품이지만 함께 먹는 안주는 고열량, 고지방 식품이 대부분이다. 그만큼 음주에 있어서 안주의 선택은 중요한 역할을 한다고 할 수 있다. 특히 체중 감량이 필요한 당뇨병 환자라면 금주를 하는 것이 좋지만 꼭 가져야 할 술자리라면 현명하게 안주를 선택할 필요가 있다. 당의 함량이 높은 푸짐한 과일 안주보다는 혈당을 서서히 올리는 채소 안주가 좋고, 기름지고 자극적인 안주보다는 치즈나 구운 생선, 닭가슴살 샐러드 등의 담백한 안주를 선택하는 것이 요령이다.

체중 조절이 필요한 당뇨병 환자가 술을 마실 때는 열량에 대한 개념을 좀 더 확고히 해야 한다. 열량은 알코올 자체에 의한 것도 있으며 술에 포함된 기타 첨가제에 의한 경우가 있기 때문에 같은 종류의 술이라도 열량에 많은 차이가 난다. 달콤한 와인과 드라이한 와인 사이에도 실제로 많은 열량 차이가 있다. 열량이 낮은 술을 선택하는 것도 안주의 선택만큼이나 중요한 문제다. 일반적으로 맥주는 한 캔에 대략 120kcal 정도, 큰 와인잔 하나에 250kcal여서 생각보다 열량이 매우 높다. 특히 혈중으로 흡수된 알코올은 다른 에너지원보다 먼저 열량으로 소비되기 때문에 과음을 하고 고열량의 안주를 함께 섭취한 경우 안주의 열량은 소비되지 못하고 고스란히 저장되는 셈이다.

흔히 음주로 인한 문제로 비만, 고혈당 등을 떠올리지만 또 다른 심각한 문제는 의외로 저혈당이 발생할 수 있다는 것이다. 당뇨병 환자의 경우 알코올에 의해 저혈당이 발생할 수 있는데, 알코올이 체내에서 간의 포도당 생성을 억제하여 공복이 지속되면 저혈당이 나타날 수 있다. 특히 인슐린이나, 설폰요소제 경구 약제를 사용중이거나, 노인의 경우에는 저혈당이 발생하기 쉽기 때문에 만일 과음을 하게 될 경우 오히려 충분한 탄수화물을 섭취하도록 해야 한다.

결론적으로 당뇨병 환자라면 금주가 훨씬 도움이 된다. 하지만 금주로 인한 큰 스트레스를 억지로 받을 필요는 없다. 적당량의 알코올 섭취는 심혈관계 질환을 포함한 대사 질환에 좋은 영향을 준다고 알려져 있기도 하다. 여기서 적당량이란 하루에 대략 두 잔 정도의 알코올 양을 의미한다. 즉, 와인은 와인잔으로 두 잔, 소주는 소주잔으로 두 잔 정도이다. 하지만 이 양을 넘어 많은 양을 섭취할 경우 간질환이나 당뇨병을 포함한 여러 질환의 이환율이 높다고 알려져 있으니 가급적 술을 마시는 횟수와 양을 줄여야 한다. 부득이하게 과음을 한 경우에는 탄수화물을 충분히 섭취하고 혈당을 자주 측정하도록 해야 한다.

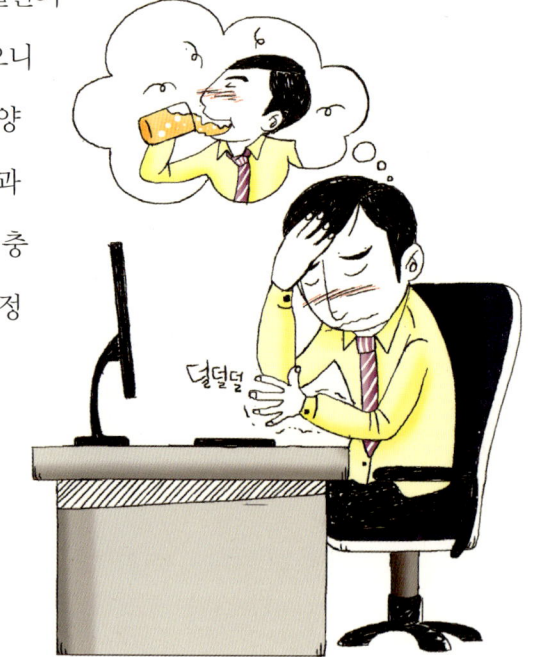

스트레스 해소에 도움이 되는 숙면

스트레스는 만병의 근원이라고 흔히들 말한다. 당뇨병 환자에게 있어 스트레스는 혈당 조절에 문제를 유발할 수 있는 요인이다. 스트레스를 해소하는 데는 여러 가지 방법이 있겠지만 충분한 수면도 한 가지 방법이다.

스트레스와 혈당의 관계

사람은 수면을 취할 때 신진대사가 가장 활발해진다. 개인차는 있지만 일반적으로 밤 11시에 취침하고 아침 7시에 일어나는 것이 가장 이상적이라고 한다. 잠들기 시작해서 1~2시간 후가 깊은 잠에 들어가는 시간인데 이때 신진대사가 가장 활발해지는 것이다. 수면은 뇌를 재충전할 뿐 아니라 낮 동안 활동하면서 쌓인 스트레스를 풀어주는 휴식 시간이기 때문에 하루 7~8시간 정도 충분한 수면을 취하는 것이 좋다.

스트레스는 당뇨병과 매우 밀접한 관계가 있다. 스트레스 호르몬에 의해 혈당이 높아지기도 하고 심각한 경우 당뇨병 합병증에 걸릴 위험까지 유발할 수 있기 때문이다. 수면 시간이 부족한 여성은 최대 30%, 남성은 약 50%가량 당뇨병 발병 위험이 증가한다는 보고도 있다. 수면의 시간만큼이나 중요한 것이 수면의 질이다. 충분한 숙면을 취하면 면역력과 생기, 활력을 얻을 수 있고 스트레스도 효과적으로 풀 수 있기 때문이다. 불면증에 시달리거나 자야 할 시간에 자지 않는 불규칙한 수면 습관은 생체 회복을 저하시키고 스트레스 저항력을 낮아지게 한다.

숙면을 취하기 위한 요건

숙면을 취하기 위해서는 첫째, 올바른 수면 자세가 중요하다. 등에서 허리, 엉덩이로 이어지는 척추가 부드러운 S자 곡선을 이루는 자세가 가장 바람직하다. 옆으로 누워 자거나 엎드려 자는 것보다 천정을 보고 바로 누워 자는 것이 가장 바람직한 수면 자세다.

둘째, 베개의 선택도 중요하다. 베개가 너무 높으면 뒷목과 어깨, 척추에 부담을 주어 통증이 나타나고 혈액순환을 방해해 숙면을 취할 수 없다. 반대로 베개가 너무 낮으면 혈압 상승의 위험이 있다. 베개의 높이는 개인차가 있지만 6~8cm 높이를 선택하는 것이 일반적이다. 베개가 지나치게 푹신하면 머리와 목이 파묻혀 경추의 곡선을 유지할 수 없고 너무 딱딱한 소재는 목 근육에 무리를 주고 혈액 순환을 방해할 수 있다. 특히 자주 뒤척이는 사람은 라텍스나 메모리폼 같이 충격을 잘 흡수하고 형태가 잘 유지되는 소재를 선택하는 것이 좋다.

마지막으로 숙면을 취하기 위해서 잠들기 2시간 전에는 시신경을 흥분시키지 않는 것이 좋다. 취침 전 텔레비전을 장시간 보거나 컴퓨터를 오랫동안 사용하면 시신경이 흥분되어 숙면을 방해한다. 잠들기 2시간 전에는 가급적 텔레비전 시청이나 컴퓨터 사용을 자제하는 것이 좋다.

이밖에도 불면증에 시달리는 사람이라면 몇 가지 식품으로 편안하게 잠드는 데 도움을 받을 수도 있다. 호두, 대추, 파, 현미 등이 대표적인데 이 중 호두는 중국의 서태후도 불면증을 다스리기 위해 섭취했던 식품이라고 한다. 뇌를 닮은 호두는 칼슘과 레시틴 성분을 함유하고 있어 뇌와 신경을 강화시키고 불면증과 노이로제를 완화시킨다고 알려져 있다. 2011년 토론토대학 연구팀이 '당뇨관리학 저널'에 밝힌 연구결과에 따르면 제2형 당뇨병 환자들이 평소 자주 먹는 탄수화물 대신 매일 반 컵가량의 견과류를 대체해 섭취한 결과 혈당이 개선되고 몸에 해로운 콜레스테롤이 줄어들었다고 한다. 불면증도 잡고 혈당까지 개선할 수 있으니 일석이조의 식품이라 할 수 있다.

현미 역시 당뇨병 환자에게는 필수 식품이다. 미네랄과 마그네슘이 풍부해 숙면을 취하는 데 도움이 되고 혈당 조절에도 큰 효과를 볼 수 있는 식품이다.

잠은 얼마나 많이 자느냐보다 얼마나 편안하게 자느냐가 중요하다. 불규칙한 수면 습관을 가지고 있거나 편안한 잠자리를 갖지 못한다면 스트레스가 누적되고 결과적으로 건강까지 위협받을 수 있다. 특히 당뇨병 환자의 혈당 관리에 있어서 스트레스는 매우 중요한 문제다. 생체리듬에 맞는 건강한 수면 습관으로 스트레스로부터 스스로를 보호하고 혈당을 잘 관리해 건강을 지켜야 한다.

TIP 달콤한 숙면을 취하는 요령

1 생체시계를 일정하게 유지한다
자고 일어나는 시간을 늘 일정하게 유지하는 것이 숙면의 최대 비결이다. 만약 불면증이 있다면 억지로 잠을 청하지 않는 것이 좋다. 대신 취침 시간과 상관없이 기상 시간을 일정하게 유지하는 것이 중요하다. 기상 시간만 일정하게 유지하면 자연스럽게 취침 시간이 정해질 수 있다.

2 잠들기 전 술이나 담배를 삼간다
술 한잔 마시면 기분 좋게 잠들 수 있을 것 같지만 당뇨병 환자에게는 혈당에 문제를 가져올 수 있기 때문에 피해야 한다. 또한 금연은 당뇨병 환자가 꼭 지켜야 할 수칙이다. 담배는 중추신경계에 작용해 숙면을 방해한다.

3 정신적으로 긴장을 풀어주는 것이 좋다
정신적, 육체적으로 긴장을 푸는 것은 스트레스를 잠시나마 잊게 해준다. 요가나 명상이 효과적이고 미지근한 물로 가볍게 샤워를 하는 것도 좋다.

4 잠이 오지 않을 때는 다른 일을 해본다
잠이 안 온다고 오랜 시간 억지로 잠을 청하면 교감신경을 항진시켜 더욱 잠이 오기 힘든 상황이 될 수 있다. 이럴 경우 잠자리에서 일어나 잠시 다른 일을 하는 것이 좋다. 단 텔레비전 시청이나 컴퓨터를 사용하는 것은 시신경을 흥분시켜 숙면을 방해하기 때문에 삼간다.

5 자기 전 가벼운 스트레칭을 한다
잠들기 3시간 이내에는 심한 운동을 하지 않는 게 좋다. 육체를 심하게 움직이면 아드레날린 분비가 왕성해져 불면증을 겪을 수 있다. 잠자리에 들기 전 가벼운 스트레칭을 해보자. 몸이 이완되면서 긴장이 풀려 숙면을 취하는 데 도움이 된다.

당뇨병을 이기는 지름길, 올바른 식습관

'무엇을 먹느냐'만큼 중요한 것은 '어떻게 얼마나 먹느냐'이다. 잘못된 식습관 개선을 위해 가장 쉬운 것부터 고쳐 나가면 식사요법에 대한 스트레스를 받지 않고 건강한 식습관을 가질 수 있을 것이다.

식습관 개선은 당뇨병 치료의 열쇠

당뇨병을 관리한다는 것은 유전적 요인을 제외하고 잘못된 식습관과 생활 습관을 바로잡는 것에서부터 시작된다. 특히 식습관의 개선이나 식사요법은 당뇨병을 이겨내는 중요한 열쇠가 된다. 실제로 환자들은 무엇을 어떻게 먹어야 하는가에 관한 질문을 가장 많이 한다. 당뇨병 관리에 있어서 '무엇을 먹느냐'도 중요하지만 '어떻게, 얼마나 먹느냐'의 문제도 중요하다. 환자들과 상담을 하며 하루 식습관을 체크하다보면 불규칙한 식습관이 가장 흔한 문제점으로 발견된다.

진료실을 찾은 환자들에게 "하루 몇 끼의 식사를 하십니까?"라는 질문을 하면 직장인의 경우 점심은 대충 먹고 저녁을 잘 챙겨 먹는다는 대답이 가장 많다. 주부들의 경우 아침, 점심 식사의 개념이 거의 없는 경우도 많았다. 이런 경우 폭식할 위험이 커질 수밖에 없다. 아무 장소에서나 아무 때나 먹고 싶은 대로 먹는다면 식습관의 리듬은 깨지게 되어 있고 결국 비만이나 혈당 관리에 문제가 생긴다.

● 식습관 개선 1_ **정해진 장소에서 먹는다**

당연한 얘기지만 식습관 개선에 있어서 정해놓은 규칙을 얼마나 잘 지키느냐 못 지키느냐는 매우 중요한 성공 포인트가 된다. 때문에 지키기 쉬운 규칙부터 정해 식습관을 개선해 나가는 것이 효과적이다. 우선 집안에서 식사를 하거나 간식을 먹는 장소를 한곳으로 지정한다. '식사는 반드시 주방의 식탁에서 한다' '간식은 반드시 텔레비전이 없는 작은 방에서 먹는다'라는 규칙을 정해 그것부터 실천해보자. 무엇을 먹고 안 먹고는 가장 괴롭고 지키기 힘든 문제가 될 수 있다. 하지만 일단 먹되, 자신이 정한 장소에서만 먹는 것쯤은 누

> **TIP 당뇨병 환자를 위한 식생활 지침**
> 1 식사는 정해진 시간에 알맞은 양을 규칙적으로 먹는다.
> 2 편식하지 않는다.
> 3 폭식을 하거나 끼니를 거르지 않는다.
> 4 20분 이상 천천히 식사하여 공복감을 줄인다.
> 5 음식의 간은 최대한 싱겁게 하고, 설탕이나 꿀 등 단순 당의 섭취를 주의한다.
> 6 식이섬유소를 적절히 섭취한다.
> 7 금주, 금연을 실천한다.
> 8 정해진 간식 외에 과자나 음료수 등 습관적으로 먹는 간식은 절대 먹지 않는다.

구나 지킬 수 있는 쉬운 규칙이기 때문에 스트레스 없이 식습관 개선을 시작할 수 있다.

지금까지 먹기 위한 장소를 정한 적은 거의 없었을 것이다. 어쩌면 텔레비전을 시청하며 소파에 비스듬히 누워 간식을 먹었을 수도 있고, 컴퓨터를 하며 간편하게 먹을 수 있는 음식을 섭취했을 수도 있다. 아마 집안 곳곳의 먹을 수 있는 장소라면 가리지 않았을지 모른다. 이렇게 아무 곳에서나 음식을 섭취하게 되면 무의식적으로 많은 양의 음식을 섭취하거나 허기지지 않아도 아무 때나 음식을 먹게 되는 일이 많아질 수 있다. 하지만 일단 먹는 장소를 정하면 텔레비전을 시청하다 먹기 위해 움직여야 하고, 책을 읽다가도 책상에서 일어나야 하고, 방 안에 누워 있다가도 식탁으로 나와야 할 것이다.

장소에 상관없이 아무 때나 섭취하던 한 봉지의 과자나 한 잔의 음료가 힘들게 지켜온 식사요법의 노력을 물거품으로 만들 수 있지만 지정된 장소에서 음식을 섭취하다보면 좀 더 계획적이고 규칙적으로 음식 섭취를 할 수 있을 것이다. 단, 장소를 선택할 때 텔레비전 앞이나 컴퓨터 앞, 침대는 제외한다. 평소 활동하는 곳이나 다른 일을 하면서 먹을 수 있는 장소보다는 오로지 먹는 데만 집중할 수 있는 장소가 좋다. 다른 일을 하면서 음식을 먹게 되면 자신이 먹는 양을 제대로 체크하지 못할 수 있고 당뇨병 환자에게 이롭지 못한 음식에 대한 자제력도 잃기 쉽다.

● **식습관 개선 2_ 정해진 시간에 먹는다**

　장소를 정했다면 그다음은 식사 시간을 정하는 것이다. 혈당 조절 능력에 문제가 있는 당뇨병 환자는 세끼를 규칙적으로 먹는 것은 매우 중요한 식습관 중 하나다. 끼니를 거르거나 식사 시간이 불규칙하면 혈당 조절이 제대로 이루어지지 않아 저혈당에 빠질 수도 있고 다음 식사에 과식하게 될 위험도 커진다. 과식은 비만이나 고혈당을 유발하게 되고 인슐린 저항성을 증가시키기도 한다. 식사 간격은 보통 4~5시간 정도가 적당하며 한 끼 식사 시간은 20분 이상으로 잡아 천천히 먹는 습관을 가져야 한다. 매일 정해진 식사 시간을 지키는 것이 중요하며 필요에 따라 간식 시간도 정해두는 것이 좋다. 만약 정해진 시간에 식사를 할 수 없다면 대체 식품으로 끼니를 거르지 않도록 해야 한다.

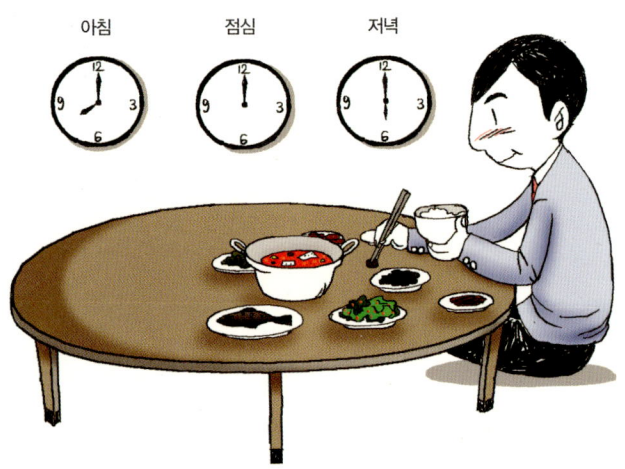

규칙적인 식습관은 꼭 당뇨병 환자가 아니더라도 건강을 위해 누구나 실천해야 하는 과제다. 같은 장소에서, 같은 시간에 음식을 섭취하는 것만으로도 규칙적인 식습관은 완성될 수 있다. 무엇을 먹느냐도 중요하지만 제때 식사를 챙기는 것이 우선이라는 얘기다. 새로운 행동이라도 21일 동안 반복하면 습관이 된다고 한다. 평생 건강을 지킬 수 있는 새로운 습관을 위해 21일을 투자하는 것은 결코 헛된 일이 아니라는 것을 반드시 기억해야 할 것이다.

하루 필요 열량 결정은 식사요법의 시작

자신의 표준체중을 알고 그에 맞는 하루 섭취 열량을 정하고 그에 맞추어 식생활을 개선하는 것부터 시작하자.

개개인에 따라 필요 열량은 다르다

"저는 원래 살이 잘 찌는 체질인데 남들보다 훨씬 적게 먹어야 하나요?"

식사요법에 열의를 보이는 50대 여성 환자는 자신이 얼마나 먹어야 하는지, 체중을 어느 정도로 유지해야 하는지에 관해 자주 질문하곤 한다. 열량 섭취에 따른 체중의 변동은 아주 간단한 논리로 설명된다. 최근에는 열량 소비와 관련된 유전자 등이 보고되고 있어 어떤 사람은 많이 먹어도 살이 찌지 않는 경우가 있는가 하면 위의 환자처럼 자신이 물만 먹어도 살이 찌는 체질이라고 말하는 사람도 있다. 하지만 그런 예외적인 상황을 제외했을 때 섭취하는 열량에 비해 소모되는 양이 상대적으로 많다면 체중은 감소할 것이고 소모되는 양이 적다면 체중은 증가하게 된다. 쉽게 얘기하자면 적정 열량보다 많이 먹으면 살이 찌고, 적게 먹으면 살이 빠질 수 있다는 얘기다. 매우 단순한 논리다.

하지만 어느 정도가 적절한 열량이라고 딱 잘라 말하는 것은 실제로 불가능한 일이다. 예를 들면 나이, 성별, 활동 정도, 생활 습관 등에 따라 필요량이 달라지고, 같은 사람에게서도 날마다 필요한 열량이 달라질 수밖에 없기 때문이다. 일반적으로 섭취한 열량이 소모되고 남은 부분은 나중에 이용될 수 있도록 지방의 형태로 남아 있게 된다. 이렇게 저장된 지방량이 어떤 신호를 보내어 음식을 먹고 싶거나 먹고 싶지 않은 상태를 결정하는 것이다.

따라서 정상적인 대사 상태에서는 매일 섭취하는 음식량이 달라도 몸에서 일정 수준의 조절이 이루어지고 있다는 것이다. 하지만 당뇨병의 경우 음식 섭취가 불규칙하면 곧바로 혈당 상승이라는 결과가 나타나기 때문에 좀 더 적절한 양의 음식을 제때에 적절히 섭취해야만 하는 어려움이 있다.

표준체중의 경우, 환자에게 하루동안 섭취하길 권하는 열량은 남자는 체중 1kg당 30kcal, 여자는 체중 1kg당 25kcal로 정하고 비만한 경우는 여기에서 500~1,000kcal를 뺀다. 현재 체중이 80kg

> **TIP**
> 표준체중을 기준으로 섭취 열량을 계산하는 방법은 27쪽 참고.

구분	정상 체중	비만	저체중
남	현재 체중×30~35kcal	(현재 체중×30~35kcal) −500~1,000kcal	(현재 체중×30~35kcal) + 500kcal
여	현재 체중×25~30kcal	(현재 체중×25~30kcal) −500~1,000kcal	(현재 체중×25~30kcal) + 500kcal

하루 필요 열량

이고 표준체중이 65kg이라면 표준체중을 기준으로 섭취 열량을 계산해야 한다.

 비만지수가 높을수록 반드시 병원 처방에 따라 섭취량을 정해 식사요법을 진행할 필요가 있다. 상황에 따라 저체중의 경우 500kcal 정도를 추가할 수도 있다. 단, 적정량의 음식 섭취만으로 당뇨병의 관리가 끝난다고 생각해서는 안 된다. 운동이나 생활 습관의 개선을 병행해 최종적으로 체중 관리를 하는 것이 중요하다.

달콤하지만
위험한 유혹, 설탕

당뇨병 환자는 섭취하는 음식물의 칼로리도 중요하지만 고혈당의 위험에 빠질 수 있는 당분 섭취에 더욱 주의를 기울여야 한다. 당뇨병 환자라면 일단 설탕 섭취는 가급적 피하는 것이 좋으며, 설탕 대신 저열량감미료를 사용하는 것이 좋다.

혈당을 높이는 단순 당

 설탕과 같은 단순 당이 많이 들어 있는 음식을 섭취하거나 섬유질이 결핍되어 있는 식사를 하게 되면 소장의 상부에서 당분이 빠르게 흡수된다. 그 결과 혈당이 급격하게 오르기 시작하고 많은 양의 인슐린이 분비된다. 인슐린이 제대로 분비되고, 분비된 인슐린이 제 기능을 할 수 있다면 큰 문제가 되지 않는다. 하지만 당뇨병 환자의 경우 인슐린 분비 장애 또는 인슐린 저항성의 문제로 혈당 조절이 제대로 이루어지지 못해 고혈당의 위험에 빠질 수 있다.
 또한 아무리 칼로리를 따져 조금만 먹었다고 해도 소장의 앞부분에서 당분이 빠르게 흡수되면 우리 몸은 이를 폭식으로 이해한다. 필요 이상 증가한 혈당은 간과 근육으로 영양분을 저장하게 되는데 이때 간과 근육이 받아들일 수 있는 한계를 넘어서면 영양분의 저장 위치가 지방세포로 바뀌게 된다. 결과적으로 지방세포의 크기가 증가하므로 살이 찌는 원인이 되는 것이다. 이것이 당뇨병 환자나 비만 환자가 폭식이나 과식을 피해야 하는 이유다.

살이 찌는 것은 칼로리의 문제이기도 하지만 더 중요한 것은 당의 문제에 있다. 칼로리가 높고 당의 함량이 높은 설탕을 아무런 제재 없이 섭취하게 되면 고혈당의 위험에서 벗어날 수 없다. 그렇다면 당뇨병 환자는 무조건 단맛을 포기해야 하는 것일까. 당뇨병 환자도 설탕 대신 아스파탐과 같은 저열량감미료를 첨가해 단맛을 즐길 수 있다.

아스파탐의 열량은 g당 4kcal로 설탕과 같지만 설탕의 200분의 1만 넣어도 단맛을 낼 수 있다. 혹자는 아스파탐을 첨가하는 것이 그 분량만 줄어들 뿐 당분을 섭취하는 것은 똑같다고 하지만 미국의 식량의약기구FDA에서는 일반 사람이나 당뇨병 환자에게 적당량을 사용하는 것은 안전하다고 발표하였으며, 미국당뇨병학회에서도 사용을 인준하였다.

다만 무설탕 식품, 무가당 식품이라고 해서 당 성분이 '제로'라고 인식해서는 안 된다. 무설탕 식품에는 설탕 대신 단맛을 내는 과당, 포도당, 올리고당 등을 넣는 것이 일반적이다. 무가당 음료 역시 제조 과정 중 별도의 당 성분을 첨가하지 않았다는 뜻일 뿐이다. 과즙 음료의 경우 과즙 자체에 당이 존재하므로 무가당 식품이라고 해서 당이 아예 없다는 것은 아니다. 과일 자체가 가진 당 성분은 그대로 존재한다는 것을 기억해야 한다.

당뇨병 환자라면 혈당 조절을 위해 설탕이 많이 들어 있는 식품은 피하는 것이 좋다. 사탕, 케이크, 양갱, 젤리, 유자차, 모과차, 청량음료 등이 대표적이다. 설탕을 줄이는 대신 꿀, 물엿 등을 감미료로 사용하는 환자들도 간혹 있는데 꿀이나 물엿 등은 칼로리가 높고 단순당질로 혈당을 높이 올리므로 설탕 대용으로 사용할 수 없다.

> **TIP 설탕을 대신할 수 있는 저열량감미료**
> - **아스파탐** 대표적인 저열량감미료다. 설탕의 200분의 1만 사용해도 단맛을 낼 수 있어 칼로리의 섭취를 줄일 수 있다. 주로 '라이트 식품'이라고 불리는 저칼로리 식품에 단맛을 내기 위해 첨가한다. 열을 가하면 단맛이 없어지므로 요리가 완성된 후 사용하거나 샐러드용 드레싱, 음료 등에 사용하면 좋다.
> - **사카린** 칼로리가 없는 감미료다. 미국당뇨병학회에서는 당뇨병 환자에게 설탕 대용으로 사용할 수 있다고 발표했다. 이전 방광암 논란에 대해서는 2001년 FDA에서 안전하다고 보고하였으며, 2010년 미국 환경보호처(EPA)에 의한 사카린 사용 규제는 폐지되었다.
> - **과당** 포도당과 비슷한 구조로 칼로리가 높지만 혈당 조절이 잘되고 있는 사람은 사용해도 괜찮다. 그러나 혈당 조절이 잘되지 않은 사람이 사용할 경우 급격한 고혈당 증상이 나타나기 때문에 주의해야 한다. 과당은 설탕보다 2배 정도 단맛을 내기 때문에 적은 양을 사용할 수 있고 칼로리 섭취를 반으로 줄일 수 있다.
> - **소르비톨** 탄수화물의 한 종류로 장기간 사용에 대한 안전성은 아직 보고되지 않고 있다. 소르비톨을 많이 섭취하면 설사를 유발하니 주의해야 하고 칼로리가 있기 때문에 체중 감소를 목표로 할 때는 주의해야 한다.
> - **아세설팜칼륨** 체내에서 대사되지 않고 그대로 배출돼 안전성이 뛰어나다. 팥, 잼, 절임류, 시리얼에 많이 사용되며, 열이나 습도에 비교적 강하다.
> - **수크랄로스** 설탕의 약 600배에 달하는 단맛을 내며, 단맛의 지속 시간도 설탕과 거의 비슷하다. 제과, 제빵, 빙과, 유가공품 등에 사용되며, 다른 감미료와 함께 사용하면 서로의 단점을 보완하면서 단맛을 상승시킨다.

건강하고 다양한 식단을 만드는 식품교환표

처음 식품교환표를 접하면 어렵게 느껴질 수 있다. 그러나 기본 원리만 이해하면 당뇨병 환자도 다양하게 식사하면서 건강을 챙길 수 있다.

식품교환표 활용 방법

식사요법을 진행하고 있는 당뇨병 환자의 식탁을 떠올리면 매일같이 싱거운 나물과 거친 잡곡밥만 반복될 거라고 오해하기 쉽다. 하지만 영양소의 구성이 비슷한 식품군끼리 자유롭게 바꿔 먹을 수 있는 식품교환표를 잘 활용하면 당뇨병 환자의 식단도 얼마든지 다양하게 만들 수 있다.

식품교환표는 곡류, 어육류, 채소, 지방, 우유, 과일의 6가지 식품군을 묶어 대체식품을 교환하기 쉽도록 만든 표다. 6가지 식품군에 각각 어떤 식품이 속하는지 알아두고 같은 군의 식품 내에서 교

구분		식품
곡류군		밥, 빵, 국수, 냉면, 옥수수, 감자, 고구마, 묵, 크래커, 떡(인절미, 가래떡, 백설기 등)
어육류군	저지방	흰살 생선, 껍질을 제거한 닭고기, 소고기(살코기), 돼지고기(살코기), 해물류(굴, 낙지, 새우, 오징어 등)
	중지방	참치, 고등어, 꽁치, 청어, 갈치, 달걀, 두부, 검은콩, 로스구이햄, 어묵, 낫또
	고지방	소갈비, 돼지갈비, 삼겹살, 닭다리살, 장어, 참치통조림, 베이컨, 유부, 치즈, 소시지
채소군		연근, 도라지, 당근, 단호박, 시금치, 오이, 애호박, 표고버섯 등 대부분의 채소 포함
지방군		식용유, 참기름, 들기름, 올리브유, 땅콩, 아몬드, 잣, 호두
우유군		우유, 두유, 분유
과일군		토마토(토마토는 채소이나 당뇨에서는 과일로 분류), 귤, 감, 바나나, 오렌지, 딸기, 사과, 수박, 배, 키위 등 대부분의 과일 포함

식품군별 포함 식품

환해 먹으면 된다. 기본적으로 곡류군은 주식, 어육류군과 채소군은 반찬, 지방군은 조리용 기름, 우유군과 과일군은 간식으로 섭취하는 것이 이상적이다.

● 1교환단위

이제 본격적으로 식품교환표를 활용하는 방법에 대해서 알아보자. 식품교환이란 식품들을 서로 바꿔 먹는다는 뜻이며, 같은 식품군 내에서 에너지와 영양소 함량이 동일한 기준 단위량이 설정되어 있는데, 이를 '1교환단위'라고 한다. 즉 식품을 교환한다는 의미는 같은 식품군 내에서 같은 교환단위끼리 서로 바꾸어 먹을 수 있다는 것이다. 예를 들어 곡류군에 해당하는 밥과 식빵의 경우 밥 70g(1/3공기)과 식빵 35g(1장)은 같은 1교환단위 양으로, 열량 및 영양소 함량이 비슷하며 같은 군에 속하기 때문에 서로 바꾸어 먹을 수 있다는 의미다. 식품군별로 어떤 음식들을 교환해서 먹을 수 있는지 다음 표들을 통해 확인해보자.

● **곡류군**

곡류군에 속하는 식품에는 주로 탄수화물이 많으며, 밥, 알곡류, 밀가루, 감자 등이 포함된다. 곡류군 1교환단위에 들어있는 영양소는 탄수화물 23g, 단백질 2g으로 식품별로 100kcal를 기준으로 한

식품	무게(g)	어림치
쌀밥	70	1/3공기(소)
보리밥	70	1/3공기(소)
차수수, 찹쌀, 현미	30	3큰술
녹말가루, 밀가루	30	5큰술
미숫가루	30	1/4컵
식빵	35	1장(1×10×1.5cm)
모닝빵	35	1개(중)
삶은 국수	90	1/2공기(소)
가래떡	50	썬 것 11~12개
인절미	50	3개
도토리묵, 메밀묵	200	1/2모(6×7×4.5cm)
감자	140	1개(중)
고구마	70	1/2개(중)
찰옥수수(생)	70	1/2개
밤	60	3개(대)
크래커	20	5개

곡류군 1교환단위 양. 탄수화물 23g, 단백질 2g, 열량 100kcal

곡류군

다. 같은 식품군 내에서는 밥 대신 빵, 국수 등으로 대체가 가능하다. 예를 들어 쌀밥 1/3공기는 중간 크기의 감자 1개나 삶은 국수 1/2공기로 대신할 수 있다.

● **어육류군**

어육류군에 속하는 식품에는 주로 단백질이 많이 함유되어 있다. 고기류, 생선류, 콩류, 알류, 해산물 등과 이들로 만든 가공식품까지 포함된다. 어육류군은 지방의 함량에 따라 저지방군, 중지방군, 고지방군으로 세부 분류한다. 어육류군 1교환단위에 들어있는 영양소는 저지방군은 단백질 8g, 지방 2g으로 50kcal의 열량을, 중지방군은 단

식품	무게(g)	어림치
껍질 벗긴 닭고기	40	탁구공 크기 1토막
돼지고기, 소고기(살코기)	40	로스용 1장(12×10cm)
가자미, 광어, 대구, 동태, 조기	50	1토막(소)
낙지	100	1/2컵
물오징어 **	50	몸통 1/3등분
북어채	15	잘게 찢은 것 8~10개
멸치	15	1/4컵
꽃게	70	1마리(소)
새우(중하) **	50	3마리
굴	70	1/3컵
조갯살, 홍합, 멍게	70	1/3컵
건오징어채	15	1/3컵

저지방 어육류군 1교환단위 양. 단백질 8g, 지방 2g, 열량 50kcal
** 콜레스테롤이 많은 식품

저지방 어육류군

식품	무게(g)	어림치
돼지고기(안심)	40	로스용 1장(12×10cm)
소고기(등심)	40	로스용 1장(12×10cm)
햄(로스)	40	2장
고등어, 임연수, 삼치, 꽁치, 청어, 준치, 갈치	50	1토막(소)
장어 **	50	1토막(소)
검은콩	20	1.5큰술
낫토	40	작은 포장 단위 1개
두부	80	1/5모
어묵(튀긴 것)	50	1장
순두부	200	1/2봉지
콩비지	150	2/3공기(소)
달걀 **	55	1개(중)

중지방 어육류군 1교환단위 양. 단백질 8g, 지방 5g, 열량 75kcal
** 콜레스테롤이 많은 식품

중지방 어육류군

식품	무게(g)	어림치
닭다리	40	1개
삼겹살 *	40	
돼지족발 *	40	1토막(소)
소갈비	40	
베이컨	40	1과 1/4장
비엔나소시지 *	40	5개
프랑크소시지 *	4	1과 1/3장
스팸 *	40	1장(5.5×4×1.8cm)
고등어, 꽁치, 참치통조림	50	1/3컵
치즈	30	1.5장
유부	30	5장(초밥용)

고지방 어육류군 1교환단위 양. 단백질 8g, 지방 8g, 열량 100kcal
* 포화지방산이 많은 식품

고지방 어육류군

백질 8g, 지방 5g으로 75kcal의 열량을, 고지방군은 단백질 8g, 지방 8g으로 100kcal의 열량을 낸다. 고지방 어육류군에 속하는 식품에는 지방이 많이 함유되어 있고 콜레스테롤 함량도 높으니 주의해야 한다.

● 채소군

채소군은 비타민, 무기질, 식이 섬유소가 풍부하며 1교환단위에 탄수화물 3g, 단백질 2g이 포함되며 20kcal의 열량을 낸다. 채소와

식품	무게(g)	어림치
가지	70	지름 3cm×길이 10cm
무	70	지름 8cm×길이 1.5cm
당근*	70	1/3(대)
도라지*	40	채 썬 것 한 줌
단호박*	40	1/10개
상추	70	12장(소)
셀러리	70	6cm로 썬 것 6개
시금치, 고사리, 근대, 아욱, 숙주, 고구마줄기, 미나리, 부추(데친 것)	70	1/3컵
애호박	70	지름 6.5cm×두께 2.5cm
오이	70	1/3개(중)
콩나물(익힌 것)	70	2/5컵
풋고추	70	7~8개(중)
피망	70	2개(중)
연근*	40	썬 것 4~5개
표고버섯	50	3개(대)
느타리버섯	50	7개
김	2	1장

채소군 1교환단위 양. 탄수화물 3g, 단백질 2g, 열량 20kcal
* 탄수화물을 6g 이상 함유하고 있어 섭취시 주의해야 할 채소

채소군

해조류가 포함되며 비교적 열량이 적어 충분히 섭취해도 좋다. 단, 채소군 중 1교환단위에 탄수화물을 6g 이상 함유하고 있는 고춧잎, 단호박, 당근, 도라지, 연근, 우엉, 쑥, 풋마늘, 매생이 등이 있다는 점은 고려하자. 대부분의 채소류는 70g, 버섯류는 50g 정도가 1교환단위다.

● 지방군

지방군에 속하는 식품은 참기름, 들기름, 올리브유 등의 식물성

식품	무게(g)	어림치
땅콩 **	8	8개
아몬드 **	8	7개
잣	8	50알(1큰술)
참깨	8	1큰술
피스타치오 **	8	10개
호두	8	1.5개(중)
들기름	5	1작은술
옥수수기름	5	1작은술
올리브유 **	5	1작은술
참기름	5	1작은술
콩기름	5	1작은술
카놀라유 **	5	1작은술
버터 *	5	1작은술
마가린	5	1작은술
마요네즈	5	1작은술
프렌치드레싱	10	2작은술
땅콩버터	8	1과 1/2작은술

지방군 1교환단위 양. 지방 5g, 열량 45kcal
* 포화지방산이 많은 식품   ** 단일불포화지방산이 많은 식품

지방군

기름과 버터, 마가린, 쇼트닝 등의 고체성 기름이 있다. 견과류 역시 지방군에 포함되는데 대부분 8g 정도가 1교환단위라 할 수 있다. 1교환단위에 들어있는 영양소는 지방 5g으로 45kcal의 열량을 낸다. 지방군에 속한 모든 식품은 적은 양으로 높은 열량을 낼 수 있기 때문에 음식 조리에만 소량씩 사용하는 것이 바람직하다.

● 우유군

우유군은 지방 함유량에 따라 일반 우유, 저지방 우유 두 가지 군으로 분류한다. 일반 우유군은 1교환단위에 탄수화물 10g, 단백질 6g, 지방 7g이 포함되며 125kcal의 열량을 낸다. 저지방 우유군은 탄수화물 10g, 단백질 6g, 지방 2g이 포함되며 80kcal로 일반 우유보다 지방과 열량이 낮다.

식품	무게(g)	어림치
두유(무가당)	200	1팩
일반 우유	200	1팩
조제분유	25	5큰술
락토 우유	200	1팩
전지분유	25	5큰술
저지방 우유 *	200	1팩

우유군 1교환단위 양. 탄수화물 10g, 단백질 6g, 지방 7g, 열량 125kcal
* 저지방 우유는 탄수화물 10g, 단백질 6g, 지방 2g, 열량 80kcal

우유군

● 과일군

과일군에 속하는 식품은 주로 당질이 많이 들어 있다. 천연 당분이니 마음껏 먹어도 좋다고 생각하기 쉽지만 사실은 그렇지 않다.

식품	무게(g)	어림치
곶감	15	1/2개(소)
귤	120	2개(중)
바나나	50	1/2개(중)
배	110	1/4개(대)
오렌지	100	1/2개(대)
딸기	150	7개(중)
단감	50	1/3개(중)
사과	80	1/3개(야구공 크기)
자몽	150	1/2개(중)
금귤	80	7개
수박	150	1쪽(중)
키위	80	1개(중)
토마토	350	2개(소)
포도	80	19알(소)
거봉	80	11알
석류, 체리, 무화과(생)	80	
참외	150	1/2개(중)
복숭아(천도)	150	2개(소)
복숭아(황도)	150	1/2개(중)
복숭아(백도)	150	1개(소)
복숭아통조림	60	1쪽(반절)
사과·오렌지·토마토·파인애플주스(무가당)	100	1/2컵
포도, 배 주스	80	2/5컵

과일군 1교환단위 양. 탄수화물 12g, 열량 50kcal

과일군

당분이 낮게 함유된 과일은 1교환단위의 양이 상대적으로 많으니 참고하면 좋다. 과일, 통조림, 주스 등이 모두 과일군에 포함되는데 당뇨병에서는 토마토 역시 과일로 분류하고 있다. 과일군 1교환단위에 들어있는 영양소는 탄수화물 12g으로 50kcal의 열량을 낸다. 과일군에 함유된 탄수화물은 대부분 단순 당이며, 식후 혈당을 급격히 상승시킬 수 있으니 소량만 섭취할 것을 권장한다.

● 하루 필요 열량별 교환단위

식품교환표를 확인했다면 이제 다채롭게 식단을 구성할 수 있게 되었다. 식품교환표 안에서 같은 군에 속한 식품끼리 자유롭게 바꿔

총열량 \ 식품군	곡류군	어육류군	채소군	지방군	우유군	과일군
1400kcal	7	4	6	3	1	1
1500kcal	7	5	6	3	1	2
1600kcal	8	5	6	3	1	2
1700kcal	8	5	6	3	2	2
1800kcal	8	5	7	4	2	2
1900kcal	9	5	7	4	2	2
2000kcal	10	5	7	4	2	2
2100kcal	10	6	7	4	2	2
2200kcal	11	6	7	4	2	2
2300kcal	12	6	7	4	2	2
2400kcal	12	7	7	5	2	2
2500kcal	13	7	7	5	2	2

하루 필요 열량별 교환단위수

서 식단을 구성하면 된다. 그렇다면 이제 하루 섭취 열량에 따른 1교환단위 구성을 알아볼 필요가 있다. 하루에 1,500kcal을 섭취해야 하는 여성이라면 곡류군을 얼마나 섭취해야 하는지, 어육류군은 또 얼마나 섭취해야 하는지 난감할 수 있다. 1교환단위당 곡류군이 100kcal을 낸다고 했으니 1교환단위 곡류만 하루에 15번 섭취해도 되는 것일까. 이런 방법은 매우 위험한 방법이다.

  6가지 식품군을 고르게 섭취하는 것이 중요하기 때문에 영양 전문가들이 이미 하루 필요 열량별 각 식품군 교환단위수를 정해두었으며, 이는 앞의 '하루 필요 열량별 교환단위수' 표와 같다. 다음 표는 하루 필요 열량이 1,600kcal인 경우 하루에 필요한 교환단위수를 적절히 배분한 예이다.

		하루 양	아침	간식	점심	간식	저녁
곡류군		8	2		3		3
어육류군	저지방	2	1		1		
	중지방	3			1		2
채소군		6	2		2		2
지방군		3	1		1		1
우유군		1		1			
과일군		2				2	

하루에 필요한 교환 단위수 배분의 예

건강에 독이 되는 음식

건강한 조리법은 필요 이상으로 섭취하게 될 수 있는 콜레스테롤이나 열량 섭취를 미연에 방지할 수 있는 방법이다. 같은 식재료라도 조리법을 바꾸면 칼로리도 낮고 건강하게 섭취할 수 있다.

반드시 피하라, 기름지고 자극적인 음식

진료실을 찾는 당뇨병 환자 중 비만도가 높은 환자와 상담을 하면서 그들이 선호하는 음식을 체크하다보면 공통점을 발견할 수 있다. 치킨, 돈가스, 튀김, 도넛, 중국음식, 볶음밥, 파스타 등 튀기고 볶은 음식들을 선호한다는 것이다. 이에 반해 생선구이나 나물무침, 채소를 데쳐 먹는 것을 꺼리는 환자들이 많다.

탄수화물이나 단백질이 1g당 4kcal의 열량을 내지만 지방은 1g당 9kcal의 열량을 낸다. 무려 두 배가 넘는 열량을 내는 것이다. 보통 튀김요리를 하면 튀김옷은 15~20g 정도의 기름을 흡수한다. 튀김옷이 두꺼울수록 더 많은 양의 기름을 흡수하게 되고 칼로리는 그만큼 높아지게 된다. 간혹 비만을 걱정해 치킨이나 돈가스의 튀김옷을 벗겨내고 먹는 사람도 있지만 이런 방법만으로 안심할 수는 없다. 물론 튀김옷까지 섭취하는 칼로리보다는 훨씬 낮아지지만 이미 튀기는 동안 재료가 기름을 함께 흡수하기 때문에 삶은 닭이나 수육보다 칼로리가 훨씬 높다.

기름에 튀긴 음식은 과도한 콜레스테롤의 섭취로 혈관 손상을 가져올 수 있고 그로 인해 혈액순환 장애나 당뇨병의 합병증까지 유발할 수 있다. 기름기가 많은 음식은 소화 기능을 떨어뜨려 항상 더부룩하고 답답한 느낌을 갖게 되어 신체 활동을 무력하게 만들기도 한다. 때문에 운동량이 줄어들고 소비되는 칼로리보다 섭취한 칼로리가 많기 때문에 비만이 되는 것이다. 대부분의 서양음식과 중국음식은 기름에 튀기거나 볶은 것이 많고 칼로리도 매우 높다.

맵고, 짜고, 단맛을 가진 자극적인 음식도 마찬가지다. 자극적인 음식을 습관적으로 섭취하게 되면 침샘이 자극을 받아 소화효소 분비가 촉진된다. 자연스럽게 식욕이 생기고, 무의식중에 식사량이 늘어 과식이나 폭식을 유발하게 된다. 맵고 짠 음식을 먹으면 식욕을 자극하는 것도 문제지만 포만감을 느껴도 밥의 섭취량은 줄지 않는다는 것이 더 큰 문제다. 실제로 담백한 음식을 섭취할 때보다 자극적인 음식을 섭취할 때 필요 이상으로 섭취 열량이 높아지기도 한다.

칼로리를 낮추는 조리법

똑같은 식재료를 가지고 조리를 하더라도 조리 방법에 따라 칼로리는 확연히 달라진다. 또 조리 중 지방, 염분, 당분 등이 과도하게 추가된다면 결코 비만으로부터 벗어날 수 없다. 기름지고, 맵고, 짠 음식을 섭취해야 제대로 먹었다는 생각을 하는 사람들은 그 습관을 버리기 전까지는 비만, 당뇨병, 각종 성인병으로부터 결코 안전을 보장받을 수 없다. 비만도가 높은 당뇨병 환자는 튀긴 음식 대신 굽거나 찌는 음식을 섭취하고, 볶은 음식 대신 데친 음식을 섭취하면 쉽게 체중 감량의 효과를 볼 수 있고 이것만으로도 당뇨병을 악화시키는 한 가지 원인을 제거할 수 있다.

조리법을 달리하거나 향미가 풍부한 음식을 조리하면 훨씬 더 건강하고 맛있는 식사를 즐길 수 있다. 짠맛을 줄이는 대신 새콤한 맛이나 고소한 맛 등을 강조하는 것이 방법인데, 식초나 레몬 등을 사용해 산뜻하게 조리하거나 양파, 허브, 생강, 고추 같은 식재료를 적절히 사용하면 염분을 줄여도 충분히 맛을 살릴 수 있다.

찌고, 굽고, 데치는 방법은 식재료에 지방의 흡수를 최대한 막는 방법들이다. 가능하면 이런 조리법을 이용하도록 하고 꼭 볶음요리를 해야 할 때는 뜨거워진 팬에 소량의 기름을 사용해 조리 시간을 최소화하는 것이 좋다. 육류나 채소는 미리 살짝 데쳐서 예열해둔 코팅 팬에 1~2순갈 정도의 물을 첨가해 볶아내면 담백한 볶음요리가 완성된다.

　기름지고 자극적인 음식을 선호하는 비만도가 높은 환자들에게 당뇨병 환자의 식사요법 식단과 조리법을 보여주면 대부분 즉각적인 거부반응을 보인다. 튀긴 음식도 없고, 짠맛도 거의 없고, 맵거나 단맛이 사라진, 그야말로 간이 덜 된 음식들로 채워진 환자식이라고 생각하기 때문이다. 하지만 당뇨병 식단은 당뇨병 환자는 물론 일반인에게도 건강한 삶을 누릴 수 있게 하는 최고의 비밀병기나 다름없다. 염분과 지방의 섭취를 줄여 조금 싱겁고 담백하게 먹는 당뇨병 환자의 식사요법이 먹는 즐거움을 포기하는 것이라고 생각해서는 절대 안 된다.

TIP 당뇨병 환자의 외식 가이드

- 외식 메뉴들은 대체로 설탕과 기름을 많이 사용해 열량이 높고 영양적으로 불균형하며, 소금을 과잉 섭취할 수 있으니 외식은 하루에 1회 정도만 하도록 한다.
- 영양소의 균형을 유지할 수 있는 한식이나 일식으로 선택하고, 튀기거나 볶음요리가 많은 양식과 중식은 섭취 횟수를 줄이도록 한다.
- 채소 반찬이 많은 메뉴를 선택한다.
- 된장찌개와 같은 염분 함량이 높은 국물이 있는 음식을 먹을 때는 건더기 위주로 섭취하고 가급적 국물은 남기도록 한다.
- 짜거나 자극적인 음식, 단 음식은 선택하지 않도록 한다.
- 외식 시 영양소를 골고루 섭취하지 못했을 때는 다음 끼니에 부족한 영양소를 보충하도록 한다.
- **추천 외식 메뉴**
  비빔밥 곡류군, 어육류군, 채소군, 지방군을 골고루 섭취할 수 있는 메뉴다.
  한식 백반 집에서 먹는 밥과 거의 비슷해서 여러 가지 영양소를 섭취할 수 있다.
  안심스테이크 지방이 적은 안심스테이크와 함께 적당량의 채소를 섭취하면 좋다.
  회덮밥 곡류군, 어육류군, 채소군을 포함한 비교적 균형 잡힌 메뉴다.
  샤브샤브 육류나 어패류, 다양한 채소류, 버섯류 그리고 국수(또는 죽) 같은 곡류를 다양하고 푸짐하게 먹을 수 있는 메뉴다.

식재료별 조리방법 노하우

조리방법을 바꾸는 것만으로도 많은 양의 열량을 낮출 수 있다. 칼로리를 줄이는 식재료별 조리 테크닉을 기억해둘 필요가 있다.

● **소고기, 돼지고기**
1. 햄, 소시지 등 가공식품보다는 칼로리도 낮고 염분을 조절할 수 있는 생고기를 사용하는 것이 좋다.
2. 지방 함량이 많은 갈비, 등심, 삼겹살 등의 부위보다 살코기를 이용한다. 기름기는 반드시 제거하고 뜨거운 물에 삶아서 기름을 걷어낸 뒤 사용하면 담백한 육류요리를 만들 수 있다.
3. 구이를 할 때는 팬에 기름을 두르지 말고 석쇠나 오븐을 사용하면 좋다.
4. 1교환단위의 양이 상대적으로 적은 육류는 채소나 버섯과 함께 조리해 부피감은 늘리고 칼로리를 줄이는 것이 좋다.

● **닭고기**
1. 닭고기는 껍질에 다량의 지방이 포함되어 있으니, 반드시 껍질을 벗겨내고 조리한다.
2. 지방이 적은 안심이나 가슴살 부위는 찜이나 냉채 등으로 조리하는 것이 좋다.

● 두부

1. 묵이나 두부는 기름 흡수율이 상당히 높은 식품이다. 가급적 기름에 조리하지 말고 끓는 물에 살짝 데치거나 전자레인지를 이용하여 데워서 먹는 편이 바람직하다.
2. 유부는 기름에 튀겨 만든 식품이기 때문에 반드시 끓는 물에 데친 후 물기를 꼭 짜내야 기름기가 제거돼 칼로리를 줄일 수 있다.

● 채소 및 해조류

1. 싱싱한 제철 채소를 생으로 먹는 것이 칼로리도 낮고, 영양적으로도 가장 좋다.
2. 샐러드를 먹을 때는 식초나 레몬즙 또는 칼로리가 낮은 소스를 사용한다.
3. 튀김이나 볶음보다는 생채나 냉채, 샐러드가 좋고 끓는 물에 살짝 데치거나 전자레인지를 이용해 간단하게 데쳐 먹어도 좋다.

3대 영양소의 올바른 섭취

당뇨병에 걸리지 않았더라도 건강을 위해서 3대 영양소를 골고루 섭취해야 하는데, 당뇨병 환자라면 더 말할 것이 없다. 무조건 먹기만 한다고 되는 것이 아니라 적당량을 섭취하는 것이 당뇨병 환자에게 더욱 중요하다.

에너지를 내는 3대 영양소

탄수화물, 지방, 단백질은 에너지를 내는 영양소다. 어느 한 가지라도 모자라거나 넘치면 안 되기 때문에 각 영양소의 섭취 비율을 철저히 지키는 것이 중요하다. 밥을 주식으로 하는 우리나라에서 권장하는 섭취 비율은 탄수화물 55~60%, 단백질 20~25%, 지방 15~20%다. 영양소별로 올바르게 섭취하는 방법에 대해 알아보도록 하자.

탄수화물의 올바른 섭취

　당뇨병 환자의 탄수화물 섭취에 대해서는 오래전부터 많은 논란이 있었다. 탄수화물의 섭취량은 전체 열량이 적절할 경우 크게 문제가 되지는 않지만, 상대적으로 단순 당을 많이 섭취할 경우 혈당을 급격하게 증가시킨다. 따라서 인슐린을 과도하게 분비시킬 가능성이 있다. 당뇨병 환자인 경우에 탄수화물 섭취량이 늘어날수록 혈당을 상승시킬 수 있다는 것이다.

　미국의 예를 들어보면, 전체 인구의 55%가 과체중 또는 비만한 상태로 평가되고 있다. 최근 급격하게 증가하고 있는 관상동맥 질환의 위험성 때문에 콜레스테롤이 함유된 음식물을 기피하고 있어 전반적인 지방 섭취는 감소하고 있는 추세다.

　그렇다면 늘어나는 비만 인구를 어떻게 설명할 수 있을까? 원인은 바로 급격히 증가하고 있는 탄수화물 섭취에 있다. 특히, 정제된 탄수화물인 설탕이나 단 음식 등의 섭취 증가로 인해 인슐린에 대한 효과가 감소하는 상태, 즉 인슐린 저항성을 보이면서 비만이 지속되어 이와 관련된 만성 대사성 질환인 당뇨병, 고혈압, 고지혈증 등이 나타나게 된다.

　그렇다면 탄수화물을 어느 정도 섭취하는 것이 좋을까? 밥을 주식으로 하는 우리나라의 경우 전체 섭취량의 60% 정도로 잡는 것이 적당하다. 반찬이나 간식의 섭취량보다 밥(쌀)의 섭취량이 많은 환자의 경우 밥의 양만 줄여도 탄수화물 섭취를 훨씬 줄일 수 있다. 비만한 경우나 식사요법을 해도 체중이 늘어난다면 밥의 양을 반드시 체크해볼 필요가 있다. 또한 빵이나 떡, 과자 등의 섭취를 줄이도록 해야 한다.

단백질의 올바른 섭취

음식을 통해 섭취할 수 있는 단백질은 크게 두 가지로 나눌 수 있다. 동물의 근육이나 살코기로 섭취할 수 있는 동물성 단백질이 있고, 콩, 두부, 견과류, 버섯류 등으로 섭취할 수 있는 식물성 단백질이 있다. 흔히 당뇨병 환자들은 식물성 단백질만을 양질의 단백질이라 착각하는 경우가 있다. 물론 식물성 단백질은 지방, 콜레스테롤의 함량이 낮거나 없기 때문에 동물성 단백질을 섭취할 때보다 영양성분을 따져보아야 하는 번거로움이 덜할 수 있다.

이에 반해 동물성 단백질은 지방의 함량이 높거나 동맥경화 등을 유발하는 콜레스테롤의 함량이 높다는 선입견 때문에 무조건 섭취를 자제하는 경향이 있다. 하지만 살코기의 종류만 제대로 선택한다면 당뇨병 환자가 동물성 단백질을 섭취하는 것도 문제가 되지 않는다. 단, 살코기의 종류에 따라 단백질과 지방의 함량이 매우 다양하니 영양 성분을 꼼꼼히 따져서 선택할 필요가 있다. 일상에서 흔히 섭취하는 음식 중에 포함된 단백질의 양과 지방의 양을 서로 비교하여 음식을 선택하도록 해야 한다.

- 저지방 함유 육류나 생선은 약 40g에 단백질 8g, 지방 2g을 함유한다. 껍질을 벗긴 닭고기나 칠면조의 흰살, 넙치류, 광어, 참치회, 바다가재, 새우, 대합조개, 저지방 치즈 등.
- 중등도 지방 함유 고기나 생선은 약 40g에 단백질 8g, 지방 5g을 함유한다. 대부분의 소고기 요리, 일반적인 돼지고기나 양고기, 송아지고기, 튀긴 생선 등.
- 고지방 함유 고기나 생선은 약 40g에 단백질 8g, 지방 8g을 함유한다. 돼지갈비, 가공 소시지, 베이컨, 일반적인 치즈 등.

이처럼 같은 육류나 생선이라고 해도 종류에 따라 지방의 함유량이 천차만별인데 비해 단백질의 양은 비교적 일정함을 알 수 있다. 즉, 닭고기 흰살 부위 40g은 대략 50kcal 정도인데, 돼지갈비는 100kcal가 넘는다. 서양에서와 같이 기본적으로 육식을 많이 하는 경우는 필요한 단백질 섭취를 하면 지방 섭취량이 증가해 문제가 되기도 한다. 하지만 우리나라 사람들은 당뇨병이 있고 비만하기까지 한 경우 고기 섭취 자체를 꺼리는 경향이 많다. 일반적으로 대다수의 사람들이 '기름기 섭취는 체중을 늘릴 뿐 아니라 당뇨병에 나쁘다'라는 관념을 가지고 있어서 동물성 육류 섭취를 극도로 절제하고 있다는 것이다. 기름기가 많은 육류를 다량 섭취해서 비만이 되는 경우도 있지만 단순 당의 섭취가 증가하기 때문에 비만이 된 경우가 훨씬 더 많다. 물론 동물성 지방이 좋은 것은 아니지만 잘 선택하여 섭취하면 문제가 없다.

일반적으로 당뇨병이 있으면 육류 섭취를 줄이는 것이 좋다고 잘못 인식되고 있는 경향이 있다. 당뇨병성 신증으로 미세단백뇨가 나오기 시작할 경우는 단백질 섭취를 다소 줄이는 것(체중당 일일 0.8~1g 정도)이 당뇨병성 신증의 진행 속도를 줄이는 데 도움이 될 수 있다. 하지만 그 이전 단계에서는 굳이 단백질 섭취를 제한할 필요는 없으며, 오히려 양질의 단백질을 적절하게 섭취하는 것이 바람직하다.

지방의 올바른 섭취

지방 섭취량에 대한 문제는 탄수화물이나 단백질 섭취량에 대한 경우보다 더 논란거리로 남아 있다. 미국의 경우 30% 이내로 섭취할 것을 권고하고 있으나 한국인은 일반적으로 섭취하는 총 열량의 15~20% 이내로 제한할 것을 권한다. 하지만 다른 영양소와 마찬가지로 지방의 양도 중요하지만 종류와 질이 더욱 중요하다.

대부분의 사람들은 콜레스테롤이 지방이라는 사실과 콜레스테롤

식품	1교환단위 중량(g)	콜레스테롤 함량(mg)
장어	50	63
마른 오징어	15	847
전복	70	61
명란젓	40	350
새우	50	61
메추리알	40	338
달걀노른자	20	247
버터	5	10.8

콜레스테롤이 많은 식품

의 혈중 농도가 높으면 심장혈관이나 말초혈관 및 뇌혈관 질환에 나쁜 영향을 준다는 사실은 알고 있다. 따라서 지방 섭취를 많이 하면 콜레스테롤이 증가할 것으로 생각하지만 반드시 그렇지는 않다. 즉, 콜레스테롤은 달걀노른자나 일부 유제품(체다치즈 등)에 많이 포함되어 있지만 일반적인 식품에 그리 많이 포함되어 있지 않다.

우리가 섭취하는 '기름기'는 거의 대부분이 중성지방의 형태다. 중성지방은 포화지방산과 불포화지방산으로 나눌 수 있다. 동물성지방은 대부분이 포화지방산이라고 생각하면 된다. 살코기에 포함된 기름이나 버터, 베이컨, 크림, 크림치즈 등이 대표적인 포화지방산 함유 식품이다. 이에 비해 불포화지방산은 대부분 식물성으로 참기름, 올리브유, 마가린 등이 해당된다.

지방 섭취에 있어 질적인 문제에 대해 알아보자. 북극에 사는 에스키모인들은 타 인종에 비해 지방 섭취량이 매우 높지만 심혈관 질

포화지방산	불포화지방산
소기름, 돼지기름, 베이컨, 쇼트닝, 버터, 야자유, 코코넛유	콩기름, 참기름, 들기름, 옥수수기름, 올리브유, 생선기름, 참깨, 콩류, 견과류, 해바라기씨

포화지방산과 불포화지방산 함유 식품

환은 드문데 그 이유는 양질의 지방산을 섭취하고 있기 때문이다. 즉, 생선기름과 같은 불포화지방산이 많은 음식을 주로 먹어왔기 때문에 오히려 동맥경화증을 예방하는 효과가 있었던 것이다. 이런 불포화지방산은 지방임에도 불구하고 오히려 혈중 중성지방치를 떨어뜨리며 혈압을 낮추고 혈전 생성을 억제하는 역할을 한다고 알려져 있다.

따라서 생선을 주기적으로 섭취하면 단백질과 양질의 지방을 함께 섭취할 수 있어 일석이조의 효과를 얻을 수 있다. 결론적으로 지방 섭취는 총열량의 20% 이내로 하고, 이 중 포화지방산의 양은 3분의 1을 넘지 않도록 하는 것이 좋다.

효과적으로 섭취하자, 비타민과 섬유질

비타민과 섬유질은 채소와 과일에 많이 들어 있다는 정도의 상식은 누구나 알고 있다. 그렇기 때문에 무조건 많이 먹으면 좋다고 생각할 수 있는데, 당뇨병 환자라면 과일도 마음껏 먹었을 때 혈당에 문제가 생길 수 있으니 반드시 효과적으로 섭취해야 한다.

주로 과일이나 곡류, 채소에 많이 포함되어 있는 섬유질은 탄수화물의 일종이지만 체내에 흡수되지 않기 때문에 열량으로 취급하지 않는다. 섬유질은 용해성과 비용해성 섬유질로 나눌 수 있다. 용해성 섬유질은 물에 녹는 물질로 혈당이나 콜레스테롤에 좋은 영향을 주고, 비용해성 섬유질은 물에 녹지 않기 때문에 섭취 후 장에 머물며 수분 공급에 도움이 되고 장운동을 증가시켜 변비를 예방할 수 있다. 대개 하루 권장량은 20~30g 정도이며, 음식의 선택은 혈당지수가 낮은 음식 중에서 지방 함유량이 낮은 음식이라고 생각하면 되겠다.

일반적으로 과일은 몸에 좋고 열량이 낮아 마음껏 섭취해도 된다고 생각하지만, 당뇨병 환자는 과일을 섭취할 때도 주의해야 한다. 일반적으로 과일은 비타민이 풍부하고 수분과 섬유소, 당분과 소량의 미세 영양소로 이루어져 있다. 이 중 수분과 섬유소, 미세 영양소는 과일보다 채소를 통해서 얻는 것이 더욱 바람직하다. 과일에 포함된 당질은 다당류의 형태라서 섭취 후 혈당을 급격히 올리지는 않는다고 알려져 있다. 따라서 혈당 조절이 잘되고 있는 경우나 다른 종류의 탄수화물 섭취를 대체해서 섭취하는 경우는 큰 문제가 없다.

하지만 항상 문제가 되는 경우는 혈당 조절이 제대로 되지 않는 사람에게서 나타난다. 문제를 체크해보면 어김없이 과일을 보약인 양 많이 섭취하고 있음을 확인하게 되는 경우가 많다. 더욱이 혈당이 높아지게 되면 허기가 지고 단순 당(단것)이 많은 것을 선호하게 되기 때문에 더더욱 과일로 인한 문제가 많아지게 된다.

비타민 종류	작용하는 부위 및 기능	많이 함유된 식품
비타민A	피부 및 골대사	우유, 푸른 채소
비타민B₁	탄수화물 대사	살코기, 곡류
비타민B₂	음식 대사	우유, 치즈, 생선, 푸른 채소
비타민B₆	성장	간, 효모, 기타 식품
비타민B₁₂	적혈구 및 신경조직	동물성 식품(주로 살코기)
엽산	적혈구 및 신경조직	푸른 채소
나이아신	에너지 생산	살코기, 생선, 콩
비타민C	결체조직 유지	과일, 감자
비타민D	칼슘 대사	유제품, 햇빛(피부 자외선에 의해 변환)
비타민E	세포 항상성	식물성 기름, 곡류
비타민K	혈전 형성	채소 잎, 장내 세균(대장균에 의해 변환)

비타민이 많이 함유되어 있는 식품

비타민과 미네랄은 충분히 섭취하는 것이 좋다. 하지만 우리가 생각하는 것보다 실제로 필요한 양은 그리 많지 않아서 적절한 균형식을 통해서 충분한 섭취가 가능하다. 앞의 표에서 각각의 비타민이 하는 주요 기능과 함유 식품을 설명하였다. 대부분의 비타민은 우리가 일반적으로 섭취하는 정상적인 식품에 충분한 양이 포함되어 있음을 알 수 있다. 미네랄 역시 비타민과 마찬가지로 아주 극소량만이 필요하며 정상적인 균형식을 한다면 체내에서 필요한 양은 충분히 섭취할 수 있다.

효과적인 운동 처방

당뇨병 치료 및 예방을 위해서는 식사요법과 함께 운동을 병행해야 한다. 갑자기 격렬한 운동을 하는 것은 당뇨병 환자에게 오히려 해가 될 수 있으니 자신에게 맞는 운동 처방을 받는 것을 권장한다.

당뇨병 환자에게 운동은 필수

"식사요법은 나름대로 잘하고 있는데 운동도 꼭 해야 하나요? 가끔 어지럽기도 하는데, 혹시 운동하다 쓰러지고 그러지는 않겠죠?"

바쁜 업무로 식사 시간이 불규칙하다는 40대 초반의 여성은 가벼운 어지럼증을 느끼고 혹시 저혈당쇼크가 일어나진 않을까 겁에 질려 진료실을 찾았다. 운동 처방을 체크하던 중 여성은 계속 질문을 했다. 운동의 효과와 중요성에 대해 꽤 회의적인 이 여성은 '식사요법만 잘하면 됐지 환자가 굳이 운동까지 할 필요가 있느냐?'고 직접적으로 묻고 싶어 하는 눈치였다.

결론부터 말하자면 일반인과 마찬가지로 당뇨병 환자들도 운동을 통해 신체 건강이 충분히 개선될 수 있다. 심폐지구력을 개선하기 위해서는 걷기, 달리기, 자전거 타기, 수영 등과 같은 역동적인 지구력 운동을 일주일에 3회, 20~60분 정도 하는 것이 좋다. 기존의 심폐지구력을 유지만 하기 위해서도 일주일에 2회 정도는 필수다. 운동을 통해 최소한 30~90분간 식욕이 억제되고 1시간 이상 기초대사율이 상승하여 비만을 예방하고 효과적으로 조절할 수 있게 된다. 뿐만 아니라 인슐린 감수성을 증가시키는 효과가 약 48시간 지속된다. 그렇기 때문에 당뇨병 환자에게 운동은 꼭 필요하다. 일정한 강도의 운동을 최소 이틀에 한 번 이상, 일주일에 약 4시간 이상을 권장하는 이유도 이 때문이다.

당뇨병 환자의 혈당이 가장 높아지는 시기는 식후 30분에서 1시간 사이이므로 이 시간에 운동을 하는 것이 가장 바람직하다. 매일 일정량의 인슐린 주사나 많은 양의 경구용 혈당강하제를 복용하고 있는 경우에는 공복 혹은 식전 운동은 저혈당을 초래하게 되어 혈당 조절에 역효과를 낼 수 있다. 꼭 공복에 운동해야 하는 상황이라면 운동 30분 전쯤에 소량의 당분을 섭취하는 것으로 저혈당에 대비해

> **TIP 인슐린 감수성**
> 당 대사 능력을 수치로 나타낸 것으로, 수치가 낮을수록 당뇨병을 비롯한 심장병과 비만, 고혈압의 위험이 높아진다. 즉 인슐린 감수성이 높아졌다는 것은 당뇨병에 걸린 위험도가 낮아진다는 의미이다.

야 한다.

당뇨병 환자에게는 이상적인 운동 강도도 중요하다. 운동 강도를 설정할 때는 최대 심박수의 60~75% 정도

> **TIP 최대 심박수**
> 심장에 어떠한 문제도 발생되지 않고 도달할 수 있는 최대의 심장 박동수를 말한다. 이는 간단한 운동부하 검사를 통해 알 수 있다.

가 바람직하다. 만약 최대 심박수가 1분당 175회라면 175×0.6(또는 0.75)=105(또는 131)회가 운동 시 적정 심박수가 되는 것이다. 운동을 하면서 심박수를 체크했을 때 1분당 105회 정도면 적정 강도의 운동을 하고 있다는 뜻이다. 심박수 체크는 개인별로 차이가 있다. 그만큼 개인별로 운동 강도에도 차이가 있을 수 있다는 얘기다. 운동 부하 검사를 할 수 없을 때에는 보통 220에서 자기 나이를 뺀 공식(예를 들어 50세 환자인 경우 220-50세=170)을 적용하면 최대 심박수를 결정할 수 있다. 다시 공식을 적용해 최대심박수 170회×0.6(또는 0.75)=102(또는 127)회로 운동 시 적정 심박수를 구할 수 있다.

운동은 혈중 지단백 개선 효과도 있어 몸에 좋은 고밀도지단백(HDL) 콜레스테롤 수치를 올려주고, 몸에 나쁜 중성지방과 저밀도지단백(LDL) 콜레스테롤 수치를 떨어뜨린다. 뿐만 아니라 혈압을 내려주고 관상동맥질환의 위험도 감소시킬 수 있다. 운동을 통해 신체 내부의 건강을 개선하여 생활의 활력을 얻고 보다 스스로 건강해짐을 느끼는 심리적인 과정도 중요하다.

하지만 모든 당뇨병 환자에게 운동을 권할 수 없는 게 사실이다. 운동의 효과는 당뇨병 환자 개개인의 건강 상태와 혈당 조절 정도,

합병증 유무에 따라 다르기 때문이다. 케톤산혈증이 있거나 공복 혈당이 250mg/dL를 넘는 경우 운동이 혈당을 더 높이는 부작용을 일으킬 수 있으니 주의해야 한다. 저혈당증이 있는 환자는 식사 전에 운동을 하는 것보다 가벼운 식사를 하고 1시간 경과 후 운동을 실시하는 것이 좋고 운동 강도와 시간에 따라 추가 영양 섭취를 하는 것이 저혈당으로 인한 쇼크를 예방하는 방법이다.

증식성 망막증이 있는 경우 광응고술 등의 치료가 이루어지기 전까지 과도한 운동은 피해야 한다. 최근에 초자체 출혈이나 망막 출혈이 있었던 경우에는 절대 운동을 금해야 한다. 오랜 기간 당뇨병이 지속된 환자들은 근골격계 또는 연부조직 손상이 있을 수 있다. 이 경우 쉽게 치료되지 않으므로 신체 접촉이 많은 운동은 피하는 것이 좋다. 또한 말초신경병증에 동반하여 발 손상이 생기는 경우가 있으므로 운동 중에는 피부 손상이 생기지 않도록 적절히 보호하고 운동 후에 반드시 확인할 필요가 있다.

● 제1형 당뇨병 환자의 운동 처방

1. 운동 전, 운동 중, 운동 후에 혈당을 확인한다.
2. 운동은 식후 1~2시간 이후에 시작한다.
3. 운동 전과 운동 중 30분~1시간마다 20~40g의 탄수화물을 섭취한다.
4. 인슐린 작용이 활발한 동안에는 심한 운동을 피한다.

5. 많이 움직이지 않는 곳에 인슐린을 주사하고 운동 전에는 인슐린 투여 용량을 30~50% 감소시킨다.
6. 장시간의 운동 후에는 뒤늦게 나타날지 모르는 저혈당을 예방하기 위해 혈당을 관찰하고 탄수화물을 추가로 섭취한다.
7. 다이빙, 등반, 항해, 자동차 경주 등 저혈당으로 위험을 초래할 수 있는 무리한 운동은 피한다.
8. 매일 규칙적으로 할 수 있는 운동이 바람직하다. 대중교통을 이용해 많이 걷기, 엘리베이터를 이용하지 않고 계단 오르기, 일주일에 3~4회씩 자전거 타기 등 일상생활에서 할 수 있는 운동을 찾는 것이 좋다. 땀을 너무 많이 흘리는 것은 오히려 건강을 해칠 수 있으므로 산책, 조깅, 맨손체조 등 가벼운 전신 운동이 좋다.
9. 심혈관계 질환, 증식성 망막증, 당뇨병성 신증, 말초 또는 자율신경병증 등의 질환이 있는지 파악한다. 증식성 망막증이 있을 때에는 무거운 것을 들어 올리거나 머리를 낮게 하는 자세, 머리에 심한 충격을 가하는 등의 운동은 피해야 한다. 말초신경병증의 경우 찰과상이나 수포가 생기지 않도록 유의하고, 특히 발 관리에 신경을 써야 한다. 또한, 자율신경병증이 있는 경우에는 더운 날씨에 장시간 운동할 때 수분과 전해질 균형에 유의한다.

● 제2형 당뇨병 환자의 운동 처방

1. 운동 프로그램에 들어가기 전 충분한 문진과 이학적 검사를 시행하여 심혈관 질환, 혈관성 병변, 대사장애, 신경학적 합병증 유무를 확인하는 과정이 필요하다. 당뇨병 환자들은 무증상의 허혈성 심질환 발생 위험이 높으므로 35세 이상의 모든 당뇨병 환자들은 운동부하 검사를 받는 것이 좋다.

2. 혈당 조절, 심폐기능 및 콜레스테롤 개선에 가장 효과가 좋은 유산소성 운동이 가장 좋다. 그러나 운동의 종류와 강도를 정하는 데 있어 연령, 당뇨병과 관련된 합병증 및 다른 질병 유무를 고려해야 한다. 일반적으로 자신에게 가장 적합하고 또 규칙적으로 할 수 있는 운동을 고르는 것은 필수다. 시간과 장소의 제약 없이 할 수 있는 운동 중 융통성 있게 선택한다.

> **TIP 니트 다이어트**
>
> 헬스클럽에서 본격적인 운동을 하는 것도 좋지만, 생활 속에서 작은 습관들을 바꿔 살을 빼는 다이어트를 니트(NEAT : Non-Exercise Activity Thermogenesis, 비운동성 활동 열 생성) 다이어트라 한다. 일상생활에서 칼로리 소모를 높일 수 있으며, 운동할 시간을 따로 내기 힘든 직장인들에게 추천한다. 서서 대화를 하거나 엘리베이터를 이용하지 않고 계단을 이용하면 근육 사용량이 늘어 칼로리 소모가 많아지고, 이런 습관은 기초대사량을 증가시켜 살을 빼기 쉬워지는 몸을 만든다. 니트 다이어트 실천법은 다음과 같다.
>
> - 엘리베이터를 이용하지 않고 계단을 걸어 다니는 것은 대표적인 니트 다이어트법이다. 평균 체중의 성인이 한 개 층만 걸어 올라가도 약 7kcal 정도가 소모된다.
> - 지하철이나 버스에서 서서 가면 앉아서 가는 것의 2배 이상의 열량이 소모된다.
> - 텔레비전을 볼 때 바른 자세로 앉는 것은 소파에 기대앉는 것의 1.5배의 열량이 소모된다. 또 리모콘을 사용하지 않고 채널을 바꿀 때 왔다갔다하게 되면 열량 소모가 많아진다.
> - 마트에서 카트를 이용하는 대신 바구니를 이용하면 1.8배의 열량이 소모된다.
> - 전화 통화할 때 제자리 걷기 등의 움직임을 주는 것 역시 운동 효과가 있다.
> - 대화할 때 손동작을 많이 하는 것도 평소보다 열량 소모가 많다.

3. 운동 강도는 최대 능력의 40~80%로 정하는 것이 좋지만 환자 스스로 느끼는 신체적 변화를 기준으로 선택해야 한다. 그날의 컨디션에 따라 강도를 조절해야 한다는 것이다. 충분히 땀이 나고 숨이 차는데도 무리하게 운동 시간을 채울 필요는 없다.
4. 운동 시간이 너무 짧으면 원하는 효과를 얻기 어렵고 너무 길면 근골격계 손상 등의 부작용이 발생할 위험이 높다. 칼로리 소모를 극대화하기 위해서는 한 번에 40~60분이 좋다.
5. 혈당 조절과 인슐린 감수성 개선 효과를 얻기 위해서는 적어도 주 4회 이상하여야 하며, 체중 조절이 필요한 경우에는 주 5회 이상 시행한다.
6. 준비운동과 정리운동을 반드시 시행한다.

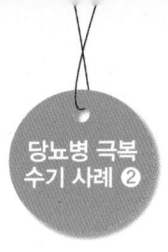

무시해선 안 될 당뇨병 가족력

최승일 (남자, 41세)

나의 아버지와 형은 당뇨병을 앓고 있다. 당뇨병 가족력이 있기에 당뇨병 예방을 위해서 식사 조절 등을 해야 한다는 것은 알고 있었다. 그러나 당장 당뇨병 진단을 받은 것이 아니고 아직은 젊으니 건강에 신경을 쓰지 않아도 된다는 안일한 생각과 자신감으로 당뇨병을 잊은 채 지냈다. 그러다 2년 전, 내 나이 마흔이 채 되지 않았을 때에 당뇨병 진단을 받았다. 아직 젊은 나이인데 내가 당뇨병 진단을 받다니…. 자기 관리를 못 하는 사람으로 보이지 않을까 하는 생각과 평생 당뇨병 치료를 해야 한다는 생각에 불안감과 속상함은 이루 말할 수가 없었다.

돌이켜보면 내가 당뇨병 진단을 받은 것은 어쩌면 당연한 결과라는 생각이 든다. 172cm의 키에 체중이 가장 많이 나갔을 때는 87kg까지 나갔고, 당뇨병 진단 당시 4~5kg 정도 체중이 감소한 상태였지만, 비만이었다. 나의 아버지는 맵고 짠 자극적인 음식을 좋아하는 편이어서 자연스럽게 우리 가족들은 대체로 자극적인 음식을 즐겼다. 아침 식사는 늘 출근 준비로 바쁘다 보니 거르거나 빵으로 대신했고, 퇴근 이후에는 직장 동료와 소주와 삼겹살을 자주 즐겼다. 누구나 그렇듯 나 역시 운동을 해야겠다는 생각으로 피트니스센터에 등록해본 적도 있었지만, 그것도 작심삼일이었다. 결국 아예 운동을 포기하게 되었다.

당뇨병 진단을 받았던 당시 공복 혈당이 250mg/dL까지 올라갔었고 체중 감소가 동반되어 있었다. 인슐린 처방을 받았다. 약물치료나 인슐린 요법에 대해 거부감이 없었던 것은 아니지만, 의사선생님의 처방을 잘 따라야겠다는 생각이었다. 하루에 한 번 인슐린을 사용하였고, 운동도 열심히 하고 혈당 체크도 잘하여 혈당 조절이 잘되었다. 2개월 후에는 인슐린 대신 먹는 약으로 변경할 수 있었다. 그 결과, 지금은 2년째 약 복용량을 늘리지 않고 있으며, 혈당 역시 안정적으로 유지되어 심리적으로도 안정된 상태다. 또 20세 때 체중은 72kg이었는데, 현재 76~77kg 정도를 유지하고 있는 상태다.

하지만 솔직히 식사요법이나 운동요법을 철저히 지키고 있지는 못하다. 사회생활을 하다 보니 외식 횟수가 많지만, 그래도 병원에서 이야기해준 것처럼 한식이나 일식 메뉴가 좋다고 해서 외식할 때도 가급적 한식 메뉴를 선택하는 편이다. 여전히 규칙적으로 운동하고 있지는 않지만, 시간이 날 때마다 산책을 즐기면서 일상에서 지속적으로 활동량을 늘리기 위해서 노력하고 있다. 꼭 당뇨병 환자가 아니더라도 하루아침에 생활 습관을 바꾸기는 어렵다. 최대한 스트레스를 덜 받는 선에서 일상의 작은 변화를 꾸준히 실천해야 건강해질 수 있다는 사실만 잊지 않는다면 당뇨병과 함께 살아가기란 그리 어렵지 않은 일이다.

Dr. 코멘트

최근에 자주 볼 수 있는 30~40대에 당뇨병을 진단받은 환자의 경우다. 특히 제2형 당뇨병에서는 가족력을 무시할 수 없다. 위 환자의 경우에도 부모 중 한 명과 형제가 당뇨병을 이미 진단받았으며, 그에 더해져서 불규칙한 식습관이나 비만과 같은 환경적인 요인이 함께 작용하여 젊은 시기에 당뇨병을 진단받았다. 즉, 유전적으로 물려받은 약한 췌장의 인슐린 분비 기능에 인슐린 저항성이 올 수 있는 상태가 지속되면서 더 이상 인슐린 분비가 충분히 되지 않아 당뇨병이 생긴 것이다.

당뇨병 진료 지침에서도 모든 40세 이상 성인은 당뇨병 선별 검사를 하도록 되어 있고, 특히 직계 가족 중 제2형 당뇨병 환자가 있는 경우에는 30세 이상부터 검사를 권고하고 있다.

위 환자처럼 젊은 나이에 당뇨병을 진단받은 경우 또 하나의 문제는 앞으로 살아갈 날들이 많다는 것이다. 평균 수명을 고려하면 거의 30~40년 이상을 당뇨병과 함께 살아가야 하므로 당뇨병의 합병증이 나타날 수 있는 시간도 그만큼 길어진다. 따라서 진단 초기에 필요하다면 인슐린 치료, 그리고 앞으로 수십 년 동안 유지할 수 있는 건강한 식생활 습관과 운동 습관에 익숙해지는 것이 당뇨병 관리의 핵심이라고 할 수 있다.

PART 04

당뇨병, 똑똑히 알고 제대로 치료하자

당뇨병 관리의 기본은 생활 습관의 개선이지만 약물 요법의 효과도 그에 못지않게 중요하니 약물요법에 대한 거부감을 가질 필요는 없다. 당뇨병의 치료에는 여러 가지 방법이 있지만, 치료에 앞서 환자 스스로 병에 대한 이해와 치료에 대한 적극적인 자세가 필요하다. 무조건 당뇨병에 좋다는 특효약이 있을 수는 없다. 전문의와의 진료를 통해 자신에게 가장 잘 맞는 치료법을 찾는 것이 우선이다.

경구 혈당강하제

당뇨병 환자가 한 번 약을 사용하기 시작하면 평생 약물의 도움으로 살아야 할까봐 약물 치료에 대한 거부감을 갖는 환자들이 많으나 환자에게 맞는 좋은 약제를 통해 병의 개선 효과를 볼 수 있다.

경구 혈당강하제의 종류

말 그대로 먹어서 혈당을 조절하는 약이다. 경구 혈당강하제는 크게 인슐린의 분비를 촉진하는 인슐린 분비 촉진제와 인슐린의 세포 내 감수성을 증가시키는 인슐린 저항성 개선제로 구분할 수 있다. 또 그 안에서 여러 가지 성분의 약물로 세부 분류할 수 있다. 그러나 이 중 어떤 약이 당뇨병에 특별히 효과적이라고 단정 지을 수는 없다. 자신에게 가장 적합한 약물은 개인차가 존재하기 때문이다.

주로 제2형 당뇨병 환자 중 식사요법과 운동만으로 혈당 조절이 어려운 환자나 심한 당뇨병 합병증이 없는 환자에게 처방한다. 간이

나 신장의 기능 장애를 앓고 있거나 임신부와 수유기의 여성, 제1형 당뇨병 환자에게는 적합하지 않을 수 있기 때문에 반드시 전문의의 처방에 따라 신중히 사용해야 한다.

● **인슐린 분비 촉진제**

① 설폰요소제 약물

현재 고혈당 치료제로 가장 많이 사용되고 있는 약제군으로 베타 세포에 직접 작용하여 인슐린 분비를 촉진하는 작용을 한다. 인슐린 분비가 증가되면 혈중 인슐린 농도가 증가하여 직접 혈중 당 수치를 낮출 뿐만 아니라 간에서 포도당 생성을 억제하게 된다. 이로 인해 고혈당이 개선되고 이차적으로 인슐린의 저항성도 일부 개선될 수 있다.

설폰요소제 sulfonylurea 약물은 식사 전에 복용하는 것이 좋다. 하루에 한 번 복용할 경우 아침 식사 전에, 두 번 복용할 경우 아침과 저녁 식전에 복용하면 된다. 만일 아침을 걸렀다면 점심 식사 전에 복용하면 되니 약의 복용 간격에 대한 스트레스를 받을 필요는 없

약제명	상품명	작용 기전	복용 시간	부작용	주의사항
설폰요소제	• 아마릴 • 글라디엠 • 디아미크롱 • 글루레노름 • 다이아비네스 • 글루레노름 • 다오닐 • 글리보메트 • 글리클라짓 등	췌장을 자극하여 인슐린 분비를 증가시킴	식전 10~30분	• 저혈당 • 체중 증가 • 피부 발진 • 두통 등	저혈당 시 용량 조절(감량) 가능

다. 식사하기 약 10~30분 전에 복용하는 것이 좋고 깜빡 잊었다면 식후에라도 꼭 복용하는 것이 좋다.

어떠한 약물도 부작용이 전혀 없는 것은 존재하지 않는다. 아무리 효과가 좋은 약물이라도 개인차에 따라 부작용이 생길 수 있고 설폰요소제의 경우도 마찬가지다. 고혈당의 치료제로 가장 많이 사용되고 있지만 역시 부작용도 존재한다. 가장 흔한 부작용이자 심각한 부작용으로는 인슐린 과다 분비에 의한 저혈당이 나타날 수 있다는 것이다. 혈당 강하 기능이 뛰어나기 때문에 운동량이 특별히 많거나 식사를 걸렀을 경우 부작용이 나타날 수 있으므로 무엇보다 생활 습관을 개선하면서 복용해야 한다. 약을 복용하면서 식사를 하지 않는 경우 주의해야 하며 규칙적인 식사를 하는 것이 좋다.

만약 생활 습관의 교정으로도 저혈당이 반복된다면 반드시 주치의와 상담하여 용량을 조절해야 한다. 제1형 당뇨병 환자, 인슐린 분비 능력이 많이 상실된 제2형 당뇨병 환자는 효능을 보기 어렵다. 이 밖에도 약물 알레르기가 있거나 임산부, 췌장성 당뇨병 환자는 복용을 금해야 한다. 당뇨병 환자 중에서 감염, 스트레스, 수술, 상해 등이 있어 인슐린 요법을 필요로 할 경우에는 경구용 약 대신 인슐린 주사제를 사용할 수 있다.

② 메글리티나이드계 약물

메글리티나이드meglitinide계 약물은 비설폰요소제이면서 인슐린

약제명	상품명	작용 기전	복용 시간	부작용	주의사항
메글리티 나이드계	• 노보넘 • 파스틱 • 글루패스트	설폰요소제 보다 인슐린 분비를 신속히 증가시킴	식전 15분	저혈당 (설폰요소제보다는 적음)	

분비를 촉진시키는 약제로 설폰요소제 이후에 개발되었다. 메글리티나이드계 약물은 췌장에서 신속하게 인슐린이 분비되도록 자극하기 때문에 식후 혈당 상승을 효과적으로 억제할 수 있다. 설폰요소제와의 가장 중요한 차이는 작용 속도에 있다. 설폰요소제와 비교하여 약효 발현이 빠르고 약물의 작용 시간도 매우 짧은 것이 특징이다.

식사 15분 전에 복용하며 약의 최대 작용 시간은 복용 후 30분에서 1시간 정도로 매 끼니 전에 복용한다. 간에서 분해되어 주로 담즙을 통해 배설된다. 저혈당의 발생 빈도가 낮고 고령 환자나 신부전 환자에게도 안정성도 높다고 알려져 있다. 단, 설폰요소제와 마찬가지로 베타세포가 현저히 감소하였거나 소실된 환자에게서는 혈당 저하 효과를 볼 수 없다.

인슐린 저항성 개선제

① 메트포민

바이구아나이드계 약물인 메트포민metformin은 비만형 당뇨병 환자에서 체중 감소 효과가 있고, 비비만형 당뇨병 환자의 혈당 조절에도 효과가 있어 인슐린 효과 증강제 중 가장 널리 사용되고 있는

약제명	상품명	작용 기전	복용 시간	부작용	주의사항
메드포민	• 글루코파지 • 다이아벡스 • 글루파 • 다이아벡스 엑스알 • 다이비스 • 메포민 등	인슐린 저항성 개선, 간에서의 당 신생 억제	식전, 식후 관계없이(위장 장애를 최소화하기 위해 식사 직후 복용 권장)	위장 장애 (식욕 감퇴, 소화불량, 오심)	CT 검사 전 24시간, 검사 후 48시간 복용 중단(조영제사용 시)

약물이다.

메트포민은 인슐린 분비를 자극해 혈당을 떨어뜨리는 설폰요소제의 작용과는 조금 다르다. 세포는 당을 에너지로 사용하는데 당을 섭취하지 않았을 때 간이 당을 만들어 에너지로 공급하게 된다. 이것을 '당신생 반응'이라고 하는데 간에서 당을 만들어 혈액으로 보내지 않으면 혈당이 올라가지 않는다. 당신생을 감소시켜 혈당을 떨어뜨리는 것이 메트포민의 작용 기전으로 알려져 있다. 그리고 말초 근육이나 지방세포 등에서 인슐린 저항성을 개선한다.

부수적으로 식욕을 저하시켜 체중을 감소시키는 효과도 가지고 있지만, 저혈당을 유발하지 않는다. 때문에 비만한 당뇨병 환자에서 효과적으로 사용되고 있다. 메트포민은 식사요법 및 운동요법으로 혈당이 조절되지 않는 모든 제2형 당뇨병 환자에서 사용할 수 있고 비만하지 않은 당뇨병 환자의 혈당 조절에도 효과가 있다.

약을 복용하면 약 60%가 소장에서 신속히 흡수되며 간에서 대사되지 않고 주로 신장을 통하여 배설되는데 복용 12시간 내에 90% 정도가 배설된다. 절대적으로 인슐린이 부족한 제1형 당뇨병에 단독으로 사용하는 것은 적응되지 않으며, 유산증의 발생 가능성이 큰 환자 즉, 대사성 산혈증, 만성 폐 질환, 심부전증, 급성 심근경색증, 심한 감염증, 간 및 신장 기능 장애가 있는 환자에게는 사용을 주의해야 한다. 신장의 기능이 떨어져 메트포민이 배설되지 못하고 축적되면 유산증을 유발할 수 있기 때문이다. 유산증은 발생률이 일년에 10만 명당 3~4건 정도로 극히 드물지만 일단 발생하면 위험하므로 주의해야 한다.

메트포민의 일반적인 부작용으로는 식욕 감퇴, 오심, 구토, 설사 등의 소화기계 장애가 가장 많으며 대개 사용 초기에 나타난다. 대략 10~30%에서 이런 소화기계 증상이 나타나지만 대부분 시간이 지남에 따라 차츰 호전된다. 또 증상을 줄이기 위하여 고혈당의 정도와 상관없이 적은 용량부터 시작하여 점차 양을 늘리면 부작용을 최소화할 수 있다. 식사 시간과 무관하게 복용할 수 있다.

② 티아졸리딘디온계 약물

티아졸리딘디온thiazolidinedione계 약물의 작용 기전은 근육과 지방조직에서 포도당 흡수 및 소모를 증가시키고, 간에서의 포도당 신생을 감소시키는 것이다. 1~2개월 이상의 식사요법과 운동요법으로 혈당 조절이 안 되는 경우에 단독 요법으로 투여하거나 메트포민 혹은 인슐린 분비 촉진제와 병합 요법으로도 사용할 수 있다. 제1형 당뇨병에는 적용되지 않는다.

약제명	상품명	작용 기전	복용 시간	부작용	주의사항
티아졸리딘디온계	• 액토스	골격근, 지방세포에서 인슐린 감수성 개선, 간에서의 당신생 억제	식사와 관계없이 일정시간 복용	• 체중 증가 • 부종 • 약한 빈혈	

장에서 신속히 흡수되어 경구 투여 후 평균 한 시간 정도면 혈중 최고 농도에 도달하며, 주로 간에서 대사되어 64%는 소변으로, 23%는 대변으로 배설된다. 식사와 관계없이 하루 한 번 일정한 시간에 복용하면 된다. 약물 사용 시 체중이 증가할 수가 있는데 대개 3~6개월 정도 지속된다. 약 효능이 좋은 경우 오히려 체중이 증가할 수 있는 약제이다. 체중 증가가 계속 문제 될 경우 중단하면 대개 원 상태로 회복된다. 약물 투여에 의한 저혈당, 간독성, 유산증 혹은 위장 관련 부작용도 없는 것으로 알려져 있다. 드물게 가벼운 빈혈 및 부종이 보고되고 있다. 임신의 가능성을 증가시키므로 주의를 요하며, 적절한 피임제 등의 사용을 고려해야 한다.

● 다양한 기전의 약제들

① 알파-글루코시다제 제제

소장세포에 있는 알파-글루코시다제 α-glucosidase라는 소화효소를 억제하는 치료제다. 이 약물을 식전에 복용하면 복합 탄수화물의 흡수를 지연시켜 식후 고혈당을 감소시키는 효과를 얻을 수 있다. 주로 당의 섭취가 많은 환자에게 사용했을 때 더 큰 효과를 볼 수 있

약제명	상품명	작용 기전	복용 시간	부작용	주의사항
알파-글루코시 다제 억제제	• 베이슨 • 글루코베이 • 보글리보스 • 아카르보스 등	소장에서 탄수화물 흡수 지연 (식후고혈당 조절)	식사 직전/ 직후	• 복부팽만감 • 설사 • 방귀 등	

지만 소화되지 않은 탄수화물이 소장에 오래 머물러 있기 때문에 속이 더부룩하거나 가스 발생, 복부 팽만감 등이 나타날 수 있다. 대개 2~3주 정도 후면 부작용이 사라지고 비만 환자는 체중 감소 효과를 볼 수도 있다.

당이 체내에 빠르게 흡수되면 그만큼 혈당도 빠르게 오르고 인슐린의 분비도 빨라져야 한다. 하지만 소장에서 탄수화물이 좀 더 오래 머물게 되면 혈당이 천천히 올라 고혈당을 방지할 수 있다. 식전에 복용해야 더욱 효과적이지만 식사 중 또는 식후에 복용해도 효과는 있다. 혈액 내로는 잘 흡수되지 않기 때문에 전신적인 심각한 부작용은 없는 것으로 알려져 있다.

② DPP-Ⅳ 억제제

음식을 섭취하면 인크레틴(GLP-1, GIP 등)이라는 호르몬이 분비되는데 이는 췌장의 베타세포에서 인슐린 분비를 가속시키는 기능을 가진다. 그러나 이 호르몬들은 DPP-Ⅳ라는 효소에 의해 분비되자마자 효능을 잃게 된다. DPP-Ⅳ 억제제는 이 효소의 기능을 억제하므로 인해 몸에서 분비된 인크레틴(특히 GLP-1)의 기능을 오래

약제명	상품명	작용 기전	복용 시간	부작용	주의사항
DPP-IV 억제제	• 자누비아 • 가브스 • 온글리자 • 트라젠타 등	분비된 인크레틴의 효과 증진	식전 1회 또는 2회	가벼운 감기 기운 등	

유지하도록 해준다. 최근 개발된 약제로 처방이 많아질 가능성이 높다. 저혈당 증상이 없는 장점이 있어 다양한 약제와 복합 처방이 가능하다.

인슐린 주사 요법

최근 사람 인슐린보다 더 안전하고 효과적인 인슐린 유사체가 다양하게 개발되면서 혈당 조절에 인슐린의 역할이 더욱 커지고 있다.

인슐린의 종류

1920년대에 인슐린이 발견되어 당뇨병 치료에 쓰이기 시작했다. 이것은 의학사에 획기적인 전환점이 되었고 수많은 당뇨병 환자의 생명을 구하였다. 그러나 외부에서 인슐린을 투여하여도 당뇨병 환자의 대사장애가 완전히 정상화되지는 않는다. 통상적인 인슐린의 피하 투여는 기저 인슐린과 하루 3회 증가하는 식후 인슐린 증가와 같은 생리적인 인슐린 분비의 패턴을 완벽하게 재현하지는 못하지만 제1형 당뇨병, 케톤산혈증 등의 치료에는 절대적인 치료제이다. 뿐만 아니라 혈당 조절이 안 되는 제2형 당뇨병, 임산부 및 임신성 당뇨병, 비케톤성 고삼투성 혼수, 수술이나 감염증의 경우에 중요한 치료제로 사용된다.

먹는 인슐린은 없냐고 묻는 환자가 많은데 아직까지는 개발 단계일뿐 실제로 성공 사례는 보고되지 않고 있다. 인슐린은 아미노산으로 만들어진 호르몬이기 때문에 경구로 투여하면 위 안에서 소화되어 약효를 볼 수 없다. 대신 코에 뿌리는 인슐린, 흡입 인슐린, 패치 인슐린, 좌약 인슐린 등이 소개되고는 있지만 이 역시 확실한 효과가 입증되지는 못한 상태다.

인슐린은 실온보관하거나 냉장 보관하는 것이 좋다. 유효기간을 확인한 후 사용해야 하고 사용 중인 인슐린은 실온에서 약 1개월 정도는 보관이 가능하다. 투여 시 인슐린 알레르기 같은 경우를 제외하면 특별한 금기는 없다. 하지만 제2형 당뇨병의 경우 일시적 고혈당이 해결되고 췌장 기능이 호전되면 식사요법, 운동 및 약물로 치료 방법을 전환할 수 있다. 인슐린의 종류는 작용하는 시간에 따라 초속효성, 속효성, 중간형, 지속형으로 나눌 수 있다.

● 초속효성 인슐린

피하 주사 시 흡수 속도가 빨라져서 주사 후 15~30분 정도면 효과가 나타나기 시작하고 최대 효과는 주사 후 30~90분 사이에 나타난다. 작용 지속시간은 2~3시간 이내로 비교적 짧아 저혈당 위험이 적으며 식후 혈당의 증가를 효과적으로 억제한다. 초속효성 인슐린은 식사 시작 직전에 주사할 수 있어 환자의 편리성과 만족도를 크게 개선시켰다.

● 속효성 인슐린

인슐린의 가장 기본적인 형태라고 할 수 있다. 그러나 최근 개발된 초속효성 인슐린이 속효성 인슐린을 대체하고 있는 추세다. 주사한 지 약 30분 후에 효과가 나타나기 시작하여 2~3시간 후에 최대 효과가 나타난다. 지속시간은 4~6시간가량 된다.

● 중간형 인슐린

좀 더 긴 작용시간과 지속시간으로 하루 한 번이나 경우에 따라 두 번 주사로 혈당을 관리할 수 있다. 하루 한 번 주사를 맞는 경우 보통 아침 식사 30분 전에 투여하는 것이 좋다. 주사 후 약 30분~1시간 정도에 효과가 나타나기 시작하며 주사 후 4~6시간 경과 후에 최대 효과가 나타난다. 지속시간은 18~24시간으로 긴 편이다.

● 지속형 인슐린

지속형 인슐린은 주사 부위의 흡수가 매우 완만하고 지속적으로 이루어지도록 개발한 것이다. 피하 주사한 지속형 인슐린은 뚜렷한 최고 농도 없이 24시간 동안 일정한 혈중 농도를 유지함으로써 기저 인슐린 공급에 매우 적합한 인슐린제제다. 제2형 당뇨병 환자에게 지속형 인슐린을 하루에 한 번 주사함으로써 하루 1~2회의 중간형 인슐린 주사를 대체할 수 있게 되었다. 또한 중간형 인슐린에 비해 야간 저혈당의 빈도가 감소하고, 체중 증가도 드물게 일어나는 것으로 증명되었다.

● **복합형 인슐린**

최근 초속효성 인슐린과 중간형 인슐린을 다양한 비율로 혼합한 형태의 제품들이 출시되고 있다. 각각의 혼합 제형은 환자의 상태에 따라 다양하게 처방되고 있다.

TIP 인슐린 펌프

때에 맞춰 하루에 한 번, 혹은 그 이상 인슐린을 주사하는 것은 환자들에게 큰 부담이 될 수 있다. 이러한 불편을 해소하기 위해 인슐린을 피하에 지속적으로 주입하는 요법으로 인슐린 펌프가 개발되었는데, 이는 하루 종일 일정량의 인슐린을 몸 안으로 자동 주사하는 장치다. 인슐린 펌프는 기계를 통해 지속적으로 인슐린을 투입하고 식사 때마다 인슐린을 주입하여 정상인의 인슐린 분비와 비슷한 기능을 하게 되는 것이다. 이 방법은 환자의 생활 양식을 가급적 제한하지 않으면서 혈당을 조절할 수 있는 방법이다.

인슐린 펌프는 작은 주사기와 이 주사기를 밀어주는 모터, 그리고 모터를 조절하는 컴퓨터 장치와 전기를 공급하는 전지로 구성되어 있다. 환자 스스로 기계를 작동해야 하고 피하에 지속적으로 인슐린 투입 바늘을 삽입하게 되어 염증을 유발할 수 있으므로 관리에 주의를 기울여야 한다. 또한 피부에 꽂아 놓은 주사 바늘이 빠져 인슐린이 투여되지 않는 경우도 있으므로 주사 바늘을 안전하게 유지하도록 해야 한다. 인슐린 펌프는 일종의 전자제품에 해당되기 때문에 관리 및 점검, 유지에 숙달이 되어야 편리하게 사용할 수 있다. 만약 필요사항을 제대로 이행하지 못해 펌프가 고장나거나 잘못 사용한다면 심각한 부작용을 일으킬 수 있으니 주의해야 한다.

췌장 이식수술

고장난 췌장을 건강한 췌장으로 바꿔준다면 당뇨병은 완치가 가능하다. 오랫동안 인슐린 주사를 맞고 있으며 당뇨병 합병증으로 고생하고 있는 환자들에게 완치를 기대할 수도 있는 췌장 이식수술이 있다.

　인슐린은 우리 몸의 췌장에서 만들어진다. 췌장은 인슐린뿐만 아니라 소화효소를 만드는 곳이다. 위장 후방에 자리 잡고 있는 췌장은 위가 음식을 갈아서 내려보내면 만들어 놓은 소화효소를 이용해 음식을 소화시킨다. 또한 췌장의 베타세포에서 적당량의 인슐린을 생산해내지 못한다면 당뇨병에 걸리게 되는 것이다. 때문에 건강한 사람의 췌장을 이식받는다면 당뇨병이 좋아진다고 생각할 수 있다.

　물론 이론적으로는 당연한 이치다. 이러한 이식에는 전체 췌장을 옮겨 오는 췌장 이식과 췌장에서 인슐린을 만들어내는 베타세포만 골라내어 이식하는 췌도 이식이 있다. '제 기능을 잘하고 있는 췌장을 이식해 오는 것만큼 간단하고 확실한 방법이 있을까'라고 생각할 수 있겠지만 이식 거부 반응과 이식 후 기능 유지 등의 면에서 간단하지만은 않다. 그렇게 쉽고 간단한 문제라면 왜 지금까지 수백, 수천만 당뇨인이 인슐린을 투여하고 약물치료에 매달리고 있겠는가.

문제는 거부 반응이다. 우리 몸의 백혈구는 자기 세포들을 잘 기억하여 자기 자신의 세포는 보호하고 다른 세포나 세균이 들어오면 즉각 알아차리고 방어하거나 공격한다. 만약 다른 사람의 건강한 췌장을 이식해 건강한 췌장이 새롭게 자리를 잡고 있다고 해도 백혈구의 거부 반응으로 이식 후에 췌장이 생존하지 못하거나 기능하지 못하게 될 수 있다. 이러한 부작용을 막기 위해 백혈구의 힘을 적당히 빼놓는 면역억제제를 사용하게 되는데 이때 면역억제제의 또 다른 부작용이 생길 수 있다. 정작 싸워야 할 외부 세균에게 백혈구가 대항할 수 없게 되는 것이다.

현재 췌장 이식의 성공률이 과거보다 훨씬 높아지긴 했지만, 수술 후 여러 가지 보완점이 필요한 상태다. 많은 연구진이 이런 문제점 해결을 위한 해답을 찾기 위해 끊임없는 연구를 하고 있으니 언젠가는 당뇨병 치료로 흔하게 췌장 이식이 이루어질 수 있기를 기대해본다.

부록

당뇨병 Q&A
저자 및 베스트 당뇨병센터 소개

당뇨병 Q&A

잘못된 당뇨병 지식이 병을 키운다

당뇨병을 앓고 있는 인구가 증가하면서 당뇨병에 대한 사회적 관심이 커졌고, 정보와 지식도 쉽게 얻을 수 있게 되었다. 그러나 무수히 넘쳐나는 당뇨병에 대한 지식 중 검증되지 않은 지식과 잘못된 정보들도 적지 않다. 인터넷의 발달이 오히려 검증되지 않은 정보들이 빠른 속도로 퍼져 나가게 되는 원인이 되기도 하고, 이로 인해 병을 키우는 경우도 있다. 병을 이기는 첫 번째 방법은 환자 스스로 병에 대한 올바른 지식을 습득하고 정확한 정보를 얻는 것이다. 당뇨병 진단을 받은 환자나 가족들이 가장 궁금해 하는 몇 가지 정보들을 확인해보도록 하자.

＋ 당뇨병 발병은 유전이나 비만에서 비롯된다?

Q 당뇨병은 어떤 병인가? 유전 때문에 생기는 병인가 아니면 비만으로 인해 생기는 병인가?

A 당뇨병의 원인은 주로 유전적인 소인과 환경적인 소인을 생각해볼 수 있다. 유전적인 소인은 간단하게 말해 가족력을 뜻한다. 확률적으로는 부모 중 한쪽이 당뇨병인 경우 자녀가 당뇨병에 걸릴 가능성은 30~40% 정도이고, 부모가 모두 당뇨병인 경우는 40~50% 정도의 확률을 가진다. 하지만 이런 확률은 어디까지나 통계 수치일 뿐 절대적인 것은 아니다. 환경적인 소

인으로는 비만과 잘못된 식습관, 육체적인 활동의 감소 등을 꼽을 수 있다. 당뇨병은 유전적인 소인과 태내 환경, 성장 환경 같은 환경적인 영향을 모두 받는다고 할 수 있다.

쉽게 이해하기 위해 종합 점수 100점을 넘을 때 당뇨병에 걸린다고 가정해 보자. 유전적인 소인이 30점이면 자신이 관리할 수 있는 70점의 여유가 있는 셈이다. 이 70점의 여유는 환경적 소인으로 늘어날 수 있지만 올바른 식습관과 꾸준한 운동으로 낮은 점수를 유지할 수 있다. 그런데 유전적인 소인이 80점에 해당된다면, 남은 점수가 20점이기 때문에 조금만 관리를 소홀히 해도 쉽게 당뇨병에 걸릴 수 있다.

하지만 유전적 소인을 가지고 있다고 해서 모두 당뇨병에 걸리는 것은 아니다. 당뇨병 발병에 큰 영향을 미치는 유전적 소인을 타고났다고 하더라도 과식, 비만, 운동 부족, 스트레스 등을 피하고 적절한 영양 상태를 유지한다면 평생 건강한 삶을 유지할 수 있다. 앞에서 말한 것처럼 당뇨병은 환경적 소인에 의해 발병하는 경우가 크기 때문에 지금까지 알려진 환경적 요인을 피하고 당뇨병 증상이 없더라도 정기적인 검사를 받는다면 충분히 예방이 가능하다.

✚ 나이가 들면 당뇨병이 생긴다?

Q 당뇨병 환자 중 노인층이 많은데, 노인층에서 당뇨병이 많이 발생하는 이유는 노화 때문인가?

A 우리 신체는 노화가 진행되면서 여러 가지 기능이 떨어지게 된다. 혈당을 조절하는 기능 역시 나이가 들수록 떨어지기 마련이다. 이는 혈중 인슐린의 농도가 감소하고 인슐린에 대한 저항성이 발생하기 때문이다. 그러나 이러한 신체의 노화로 인해 당뇨병 발생이 증가한다고 단정 지을 수는 없다.

생활환경의 변화와 의학의 발달로 평균수명이 늘어나면서 노인층의 인구가 증가하고 있다. 많은 노인들에게서 비만과 활동 저하, 고지방식 식사를 즐기는 것을 흔히 볼 수 있는데, 이런 생활 패턴이 노인들의 당뇨병 증가에 중요한 원인으로 작용할 수 있다.

그러나 최근에는 서구화된 식생활과 교통수단의 발달로 인한 신체 활동량의 부족으로 당뇨병 환자의 연령층이 점점 낮아지고 있다. 당뇨병은 빠르면 20대부터 발생하기도 하며, 지금까지 보고된 전 세계 당뇨병 환자의 46%가 40~59세의 중장년층이다. 앞으로 20년 안에 개발도상국에서만 8,000만 명의 당뇨병 환자가 중장년층에서 발생할 것으로 전망하고 있다. 따라서 당뇨병은 노인에게서만 발병하는 병은 아니다.

✚ 다음, 다뇨 증상으로 당뇨병을 발견할 수 있다?

Q 최근 갑자기 물도 많이 마시고 화장실에 자주 간다면 이러한 증상이 당뇨병의 전조증상일까?

A 예전에는 그랬다. 당뇨병의 전조증상으로 다음(多飮), 다뇨(多尿), 다식(多食)을 꼽기도 했었다. 하지만 이는 당뇨병의 전조증상이라기보다는 고혈당으로 인해 나타나는 증상이라고 볼 수 있다. 혈당이 굉장히 높을 때 물을 많이 마시고 음식을 많이 먹고 소변을 자주 보는 증상이 있을 수 있으며, 일부 급속하게 진행되는 당뇨병에서도 그런 증상이 나타날 수 있다. 하지만 이러한 증상으로 당뇨병을 발견하기보다는 건강검진이나 혈액 검사로 우연히 발견되는 경우가 가장 흔하다.

당뇨병의 전조증상은 거의 없다고 보는 것이 맞다. 특히 물을 많이 마시거나 화장실에 자주 가는 증상은 이미 당뇨병이 한참 진행된 후에 나타나는 증상이라고 보는 것이 더 정확하다. 많은 환자들이 당뇨병 진단을 받으면 '화장실에 자주 가거나 물을 많이 마시지도 않는다'고 의아해 하기도 한다. 다음이나 다뇨 증상을 당뇨병의 전조증상으로 오해하고 있기 때문에 나타나는 반응들이다.

그렇다면 당뇨병 초기에 나타나는 증상은 전혀 없는 것일까? 가장 일반적이고 많이 나타나는 증상을 꼽자면 만성피로다. 혈당이 높으면 에너지 대사에 장애가 와서 만성피로가 나타나게 되는 것이다. 한 가지 더, 많이 먹는데도 체중이 줄어들고 있다면 당뇨병을 의심해볼 수 있다. 소변량이 아주 많고 굉장히 허기지면서 체중이 줄고 있다면 이미 당뇨병이 한참 진행되어 나타나는 고혈당 증세로 보는 것이 맞다.

✚ 임신성 당뇨병으로 평생 당뇨병 환자가 될 수 있다?

Q 아이를 가졌을 때 임신성 당뇨병이 있었다면 평생 당뇨병 환자가 되는 걸까?

A 임신성 당뇨병은 임신으로 인한 생리적 변화로 인해 임신 중에 발견되는 당뇨병을 뜻한다. 임신성 당뇨병은 앞으로 더 늘어날 것으로 예측된다. 점점 결혼 연령이 늦어지면서 산모의 연령이 높아지고 있고, 나이가 많으면 인슐린 감수성은 더 떨어지고 비만해질 가능성이 더욱 높아지기 때문이다.

공복 혈당이 100mg/dL을 넘으면 정상을 넘어섰다고 보는데, 그때부터 당뇨병이 발병할 때까지는 대개 5~10년이 걸린다. 사람마다 그 시간을 어떻게 보내느냐는 모두 다르다. 살이 쪘다거나 스트레스를 받았다거나 당뇨병 발생에 영향을 미칠 수 있는 약물을 복용했다거나 유전적인 소인이 있으면 당뇨병은 더 빨리 올 수 있다. 반대로 관리를 잘하면 당뇨병이 오는 시점은 더 늦춰질 수 있다.

임신성 당뇨병도 일반적인 당뇨병과 비슷한 경향을 보이기 때문에 당뇨병이 생길 조건이 많을 경우 쉽게 발생한다고 생각하면 된다. 예를 들어 출산을 하면 혈당은 대부분 정상으로 돌아오지만 당뇨병 발생의 고위험군에 해당되기 때문에 꾸준한 관리를 해야 한다. 임신성 당뇨병을 경험했던 사람이라면 평생을 규칙적인 운동과 올바른 식습관으로 비만을 예방하는 것이 좋다.

✚ 당뇨병은 꼭 약으로 치료해야 한다?

Q 당뇨병은 생활 습관을 개선해도 꼭 약물치료를 해야 하는 걸까?

A 당뇨병 치료에 꼭 약이 사용되는 것은 아니다. 제2형 당뇨병의 경우 병의 초기나 당뇨병이 심하지 않을 때는 식사요법과 운동요법만으로도 혈당 조절이 가능할 수 있다. 만약 생활 습관을 개선해도 혈당 조절이 어려울 경우 먹는 약으로 치료할 수 있으며, 경우에 따라 인슐린 치료가 필요할 수도 있다.

그러나 제1형 당뇨병의 경우에는 조금 다르다. 절대적인 인슐린 분비가 부족한 상태이므로, 대부분의 경우 인슐린 주사요법이 필요하다. 만약 비만하여 인슐린 저항성이 같이 있는 경우라면 먹는 약을 함께 사용할 수 있지만, 먹는 약만으로 치료되는 경우는 없다.

예전에는 쓸 수 있는 약의 종류도 제한되어 있고 부작용이 많았기 때문에 생활 습관을 고치는 데에 더 많이 신경 쓸 수밖에 없었다. 그러나 최근 25년 동안 당뇨병에 대한 많은 연구가 진행되어 왔다. 그 결과, 치료의 패러다임도 많이 바뀌었다. 우리가 복용하는 모든 약 중 부작용이 전혀 없는 약은 존재하지 않는다. 대부분의 당뇨병 환자 역시 약 복용에 대한 두려움이 많았던 것이 사실이지만 지금은 당뇨병 치료 약이 매우 좋아졌다. 요즘 사용하는 당뇨병 치료제는 치명적인 부작용이 거의 없다. 또 약제를 처방할 때 환자 개개인에게 적합하다고 판단되는 약을 사용하기 때문에 대개 치료에 득이 된다. 혈당치가 비슷한 환자라도 그 사람에게 맞는 약제를 처방한다. 환자의 약한 기능을 약의 도움으로 더 강화시킨다고 생각하면 된다.

때문에 약에 대한 두려움이나 거부감을 가질 필요가 없다. 물론 기본적으로 생활 습관의 변화와 식습관의 조절이 필요하지만, 환자의 상태에 따라 필요한 약물을 복용하는 것이 치료에 훨씬 큰 도움을 받을 수 있으며, 적절한 당뇨병 치료를 위해서는 필수적일 수 있다.

✚ 인슐린 치료를 시작하면 중단할 수 없다?

Q 당뇨병 약을 먹은 지 7년이 되었다. 담당 의사는 약이 효과가 없다고 인슐린 주사를 맞으라는데 겁이 난다. 한 번 인슐린 주사를 맞기 시작하면 평생 인슐린 주사를 맞아야 하는 걸까?

A 최근엔 적극적인 인슐린 치료의 개념이 보편화되었다. 먹는 약으로 효과가 없으면 당연히 인슐린을 써야 한다. 간혹 경구약제로 치료가 되는 때에도 인슐린을 써야 할 때가 있다. 약은 약대로, 인슐린은 인슐린대로 각기 다른 효과가 있기 때문에 경구약제와 함께 사용하는 경우가 많다. 장기간 혈당 관리를 위해 인슐린 치료가 필요하다고 판단되고 또 부작용 없이 사용할 수 있다면 꼭 필요한 적극적인 치료 방법이라고 생각된다.

제2형 당뇨병 환자의 경우에는 원칙적인 식사요법과 운동요법을 병행해 혈당 조절을 하거나 경구약제를 복용해 치료하지만, 혈당 조절이 제대로 되지 않는다면 인슐린 주사요법을 받아야 한다. 하지만 많은 환자들이 인슐린 치료에 대한 여러 가지 오해를 갖고 있는 것이 현실이다. 인슐린 주사요법을 시작하면 중단할 수 없다고 생각하거나 인슐린 주사가 중독성이 있다고 생각하는 것이 대표적인 오해다.

제2형 당뇨병의 경우 인슐린 주사요법으로 정상적인 혈당 관리가 이루어진다면 경구약제를 복용하는 방법으로 다시 전환할 수 있다. 또한, 인슐린 주사나 먹는 약은 습관성이나 중독성이 없다. 평생 인슐린 주사요법을 시행하는 경우는 당뇨병이 평생 계속되기 때문이지 인슐린에 중독되거나 습관성이 생긴 것은 결코 아니다.

✚ 당뇨병에 걸리면 반드시 합병증이 생긴다?

Q 모든 당뇨병 환자가 합병증으로 인해 언젠가 실명하고, 콩팥도 망가지고, 발도 자르게 되는 걸까? 당뇨병은 정말 그렇게 무서운 병인가?

A 당뇨병 환자는 자신의 병에 대해 크게 두 가지 반응을 보인다. 당장 드러나는 증상이 없다는 이유로 병에 대해 필요 이상으로 낙천적인 쪽과, 합병증에 대해 극도로 불안한 반응을 보이는 쪽이다. 모든 당뇨병 환자가 꼭 합병증을 겪는 것은 아니다. 환자 본인이 하기 나름이라고 할 수 있다.

당뇨병 합병증이 진행되는 환자 중에는 뜻밖에 젊은 사람들이 많다. 당뇨병 합병증은 고혈당이 문제가 되어 생기는 것인데, 나이가 많은 환자는 혈당이 높은 상태를 견디지 못하는 경우가 많다. 하지만 젊은 사람들은 고혈당을 스스로 인지하지 못하다 결국 몸이 다 망가질 때에야 비로소 심각한 상태라는 것을 느끼게 된다. 이러한 한계가 오면 결국 문제가 증상으로 나타나게 되는 것이다.

우리 몸은 현재 상태를 유지하려는 성향이 있는데, 현재 건강 상태가 조금 나쁘더라도 5~10년 정도는 원래의 좋은 상태로 돌아갈 수 있는 여지가 충분히 있다. 이를 이른바 가역적 상태라 할 수 있다. 그런데 5~10년이 지나면 되돌릴 방법이 없는 경우가 많다. 즉 비가역적 상태라는 것이다. 치명적인 합병증은 비가역적인 상태에서 악화된다.

그렇다고 무조건 합병증에 대한 두려움을 가질 필요는 없다. 조기(가역적 상태)에 합병증을 발견할 수 있고, 합병증의 진행을 느리게 하는 약제들을 사용할 수 있기 때문이다. 단계별로 적절한 치료를 받는다면 합병증 없이 평생 건강한 삶을 누릴 수 있는 시대가 되었다. 만약 당뇨병 진단을 받았다면 전문의와 상담 후 정기적인 합병증 검사를 받는 것이 당뇨병 합병증을 예방하고 조기에 발견할 수 있는 최선의 방법이다.

✚ 당뇨병 환자는 단백질을 많이 섭취해야 한다?

Q 탄수화물이 혈당을 올리기 때문에 단백질을 주식으로 하면 혈당 조절에 더 이롭지 않을까? 당뇨병 환자에게 단백질 섭취는 무조건 약이라고 생각하는 것이 맞는 걸까?

A 당뇨병 환자에게 권장되는 하루 단백질 섭취량은 정상인과 같다. 체중 1kg당 단백질 1g을 섭취하는 것이 적당하며, 만약 소변에서 미세 단백뇨를 보이는 신장 합병증이 동반된 당뇨병 환자라면 단백질 섭취를 체중 1kg당 0.8g 정도로 줄이는 것이 바람직하다.

당뇨병 진단을 받으면 무엇을 먹고, 무엇을 먹지 말아야 하는가를 가장 궁금해 한다. 이 중 혈당을 높이는 원인이 되는 탄수화물의 섭취를 극도로 제한하려는 환자도 종종 있다. '콩이나 두부 등의 단백질 식품으로 끼니를 대신한다면 혈당 조절이 조금 더 쉬워지지 않을까?' 하는 생각에서다.

탄수화물이 혈당을 높이는 것은 사실이지만 탄수화물은 우리 몸에 에너지를 공급하는 주요 영양소다. 만약 탄수화물을 지나치게 제한하면 주요 에너지원이 부족해져서 지방이나 단백질을 에너지원으로 사용하게 된다. 탄수화물과 달리 단백질은 우리 몸의 주요 에너지원은 아니다. 단백질의 주요 역할은 뼈, 근육, 혈액 등을 구성하는 것이기 때문에 탄수화물의 지나친 제한으로 단백질을 에너지원으로 사용하게 된다면 뼈가 약해지거나 근육이 소실될 수 있다. '단백질 공급을 충분히 한다면 문제될 것이 없지 않을까?'라고 생각할 수 있지만 단백질 섭취량이 지나치게 많아지면 콩팥에 무리가 가게 된다. 결국 당뇨병 합병증의 위험에 노출되는 지름길인 것이다.

당뇨병 환자에게 있어 혈당 조절이 중요한 문제인 것은 확실하지만, 탄수화물을 극도로 제한하거나 단백질을 필요 이상으로 과잉 섭취하는 것은 큰 문제가 될 수 있다. 의사와 전문 영양사의 처방에 맞춰 적절한 비율의 영양소를 규칙적으로 섭취하는 것이 가장 바람직하다.

✚ 당뇨병은 예방할 수 없다?

Q 당뇨병은 유전적 영향을 받기 때문에 예방할 수 없는 것인가? 당뇨병에 걸리지 않으려면 어떻게 해야 할까?

A 부모, 형제, 자녀 등 직계가족 중 당뇨병에 걸린 사람이 있으면 자신도 당뇨병에 걸릴 확률이 높은 것은 사실이다. 유전자는 매우 복잡하므로 한두 가지 유전자 때문에 당뇨병이 생기는 것은 아니다. 많건 적건 유전적인 소인을 가지고 있는 사람은 똑같은 상황에서도 쉽게 당뇨병이 생길 수 있는 상황으로 진행된다. 그러나 유전적인 소인이 있다는 걸 알고 있다면, 질병으로 진행되기 전에 잘 관리하여 처음부터 예방할 수도 있다. 즉, 유전적 소인을 가지고 있다고 해서 반드시 당뇨병에 걸리는 것은 아니다.

유전적 소인을 가지고 있지 않더라도 비만, 운동 부족, 스트레스, 잘못된 식습관 등이 당뇨병을 유발할 수 있다. 저칼로리 건강식과 1회 한 시간씩 주 3회 정도 운동하면 성인 당뇨병의 80%는 예방할 수 있다.

✚ 식사요법 없이 약만으로 당뇨병을 치료할 수 있다?

Q 경구 혈당강하제를 복용하고 있다면 식사요법을 하지 않고 일단 마음껏 먹고 나중에 약으로 혈당을 조절하면 되는 것 아닐까?

A 먹고 싶은 만큼 마음껏 음식을 먹고 경구 혈당강하제의 양을 늘리면 일시적으로는 혈당이 조절될 수 있다. 하지만 이렇게 약만 믿고 식사요법을 하지 않는 것은 매우 위험할 수 있다. 임의로 약의 용량을 변경해 투여하면 저혈당의 위험이 커질 수 있을 뿐 아니라 식욕 및 체중이 증가하고 결국 혈당 조절도 잘되지 않는다.

체중이 증가하면 혈당은 더 높아지게 된다. 결국, 더 높아진 혈당을 내리려면 약의 양을 더 늘려야 하는 것이 맞지만, 약의 사용량에는 한계가 있다. 약의 사용량이 늘어날수록 부작용이 많아질 위험도 있다. 따라서 원칙적인 식사요법을 유지하면서 의사가 처방한 적정량의 경구 혈당강하제 및 인슐린을 투여해야 한다.

간혹 과일은 마음껏 먹어도 된다고 오해하는 경우도 있다. 흔히 과일은 포도당이 아니고 과당이기 때문에 마음껏 먹어도 된다고 생각하지만, 과당도 결국 우리 몸속에서 포도당으로 변하기 때문에 혈당을 올릴 수 있다. 당뇨병 환자는 과일 역시 적정량을 섭취하는 것이 바람직하다.

반대로 혈당을 빨리 낮출 목적으로 단식하거나 특정 영양소의 섭취를 제한하거나 식사량을 무조건 줄이는 것도 잘못된 방법이다. 자신의 키와 체중, 활동량에 따라 하루동안 섭취할 칼로리를 결정하는 것이 중요하다. 식사요법 초기에는 혈당 조절이 잘되지 않아 공복감이 자주 발생할 수 있다. 하지만 혈당 조절이 제대로 이루어지면 공복감도 점차 줄어들고 더욱 건강한 삶을 누릴 수 있다.

✚ 당뇨병 환자는 운동을 많이 할수록 좋다?

Q 당뇨병 환자에게 운동은 필수라는데 그렇다면 무조건 운동을 많이 하면 좋을까? 당뇨병 환자가 생활 속에서 반드시 지켜야 할 습관이 있다면 무엇일까?

A 자신에게 맞는 유산소 운동과 근력 운동, 그리고 유연성을 높일 수 있는 운동을 골고루 하는 것이 중요하다. 무조건 운동량을 늘리거나 무리한 운동을 하는 것보다 체조, 스트레칭, 요가 등을 꾸준히 하는 것이 더욱 중요하다. 유산소 운동은 한 번에 40~60분 정도, 일주일에 3~4회 이상을 권한다. 운동을 많이 하면 할수록 좋다고 생각하면 안 된다. 무리한 운동은 지속하기 어려워 규칙적으로 꾸준히 할 수 없게 된다. 결국, 운동을 포기하게 되는 경우가 발생하고 이로 인해 운동 자체가 스트레스가 될 수 있다.

일상에서 좀 더 많이 움직이고 지루하지 않은 운동을 찾는 것도 큰 도움이 된다. 가까운 거리는 걷는 것을 습관화하고 대중교통을 이용하는 것도 좋은 방법이다. 2~3층 높이의 건물은 엘리베이터보다는 계단을 이용하고, 누워서 텔레비전을 보는 습관을 고치는 것도 좋다. 자가용을 이용할 때는 내리는 곳에서 최대한 멀리 주차해 조금이라도 활동량을 늘려보자. 이렇게 '일상생활에서 조금씩 움직이는 것이 과연 얼마나 도움이 되겠나?'라고 하겠지만, 우리 신체는 매우 정직하다. 활동한 만큼 운동의 효과는 반드시 나타나게 되어 있다.

당뇨병 환자에게는 식사요법도 매우 중요한 치료 과정이다. 식사량은 자신의 체중이 잘 유지되는 정도의 양을 섭취하되 양질의 단백질이 많이 들어 있는 기름기 없는 살코기나 생선을 꾸준히 섭취하는 것이 좋다. 해산물은 대부분 여유 있게 섭취할 수 있다. 무엇을 얼마나 먹느냐도 중요하지만, 규칙적인 식습관이 자리 잡는 것이 더욱 중요하다. 정해진 양의 식사를 하루 세끼, 규칙적인 시간에 섭취할 수 있도록 노력하는 것이 좋다.

✚ 당뇨병 환자는 간식을 절대 피해야 한다?

Q 평소 간식을 즐겨하는데 당뇨병 환자는 좋아하는 식품 섭취와 간식, 후식은 절대 피해야 하는 걸까? 그렇다면 정해진 세끼의 식사 외에 어떠한 식품도 섭취해서는 안 되는 것일까?

A 당뇨병 진단과 동시에 그동안의 식습관을 하루아침에 바꾸는 것은 큰 스트레스가 될 수 있다. 따라서 현재의 질병 상태에 무리가 되지 않도록 변형하여 조절하는 것이 바람직하다. 양을 줄이고 조리 방식을 바꾸는 등의 노력만으로도 효과를 볼 수 있다. 예를 들면 음식 조리 시 지방을 제거하거나, 튀기는 것보다는 굽거나 찌는 등의 조리법으로 변경하는 것이 도움이 된다. 또한 그릇의 크기를 줄여 식사량을 줄이는 것도 시각적으로는 포만감을 줄 수 있기 때문에 도움이 된다. 이렇게 조금씩 식습관을 바꾸면 큰 스트레스 없이 식사요법에 성공할 수 있다.

당뇨병 환자라고 해서 좋아하는 식품 섭취와 간식, 후식을 무조건 금해야 하는 것은 아니다. 혈당 조절에 무리가 가지 않는 선에서 섭취하는 것은 괜찮다. 간식이나 후식을 또 다른 끼니의 개념보다는 앞, 뒤 식사에서 모자란 영양소를 보충한다는 개념으로 접근하면 된다. 단, 혈당을 급격하게 올리는 초콜릿이나 사탕, 과일 통조림 등의 섭취는 최대한 자제하도록 하고 단순 탄수화물인 빵, 떡, 과자 역시 삼가는 게 좋다. 과일은 몸에 좋다는 생각에 무조건 많이 먹으려 하지 말고 식후에 조금만 먹는 것이 좋다.

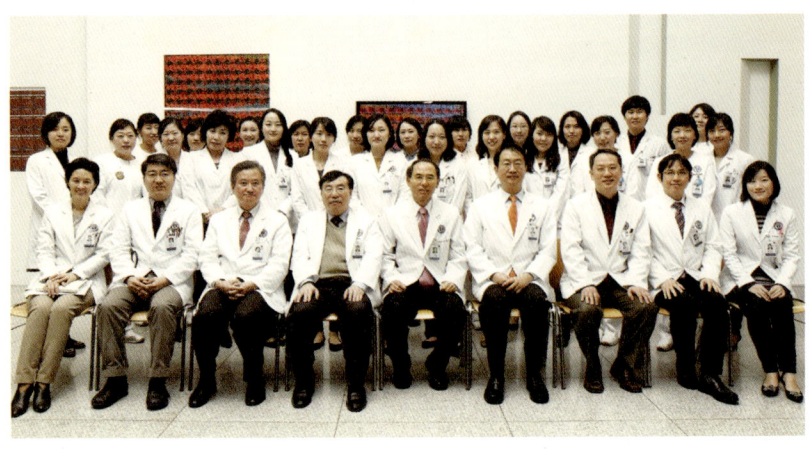

세브란스병원 당뇨병센터

연세대학교 의과대학 세브란스병원 당뇨병센터는 1986년 당뇨병클리닉 개소를 시작으로 지속적인 전문 진료 시스템을 구축하여, 1996년 당뇨병 전문 의사와 간호사, 영양사, 임상병리사 등으로 구성된 종합 당뇨병센터를 개설하였다. 일찍부터 전문화 시스템을 갖추어 국내 유수 병원들로부터 벤치마킹의 대상이 되어왔으며, 현재까지 40,000여 명의 당뇨병 환자가 등록되어 관리받고 있다.

당뇨병센터 내에는 진료실, 혈관 검사실, 안저 촬영실, 신경 검사실, 자율신경병증 검사실, 영양 상담실, 간호 상담실, 당뇨 교육실 등의 공간과 각종 첨단 의료장비 등을 갖추고 있다. 단일 창구를 통해 진료, 검사, 예약 등을 손쉽게 할 수 있도록 하고, 당뇨병 CP(Critical Pathway, 표준진료지침) 시스템을 통하여 효율적인 혈당 관리 및 합병증 관리, 타과와의 협진 등을 위한 편의를 제공하고 있다.

당뇨병 환자와 보호자를 위하여 주 1회 '당뇨교실'을 운영하고 있다. 매년 당뇨병 공개 강좌 및 분기마다 '당뇨인의 행복 찾기'라는 주제로 주치의와의 만남 행사를 개최하고 있으며, 매년 세계 당뇨병의 날을 기념하여 무료 혈당 측정 및 상담, 인근 보건소 출장 교육 등을 진행한다.

또한 당뇨병센터 자체적으로 격월 실무자 모임을 진행하고, 연 2회 워크숍을 통하여 끊임없이 효율적인 센터 운영을 위한 방안을 모색하고 있다. 연 2회 소식지를 발간하여 당뇨병에 대한 최신 지견 및 정보 공유를 위해 노력하고 있다.

▶ 예약 안내

가 세브란스병원 당뇨병센터
전화 예약 1599-1004
진료협력센터 02-2228-7700
당뇨병센터 접수 02-2228-5450~2
코디네이터 상담 02-2228-5465
당뇨병 합병증 검사실 02-2228-5466
주소 서울시 서대문구 연세로 50

나 강남 세브란스병원 내분비/당뇨병센터
전화 예약 1599-6114
내분비/당뇨병센터 접수 02-2019-5000~1
코디네이터 상담 02-2019-5004
주소 서울시 강남구 언주로 211

다 용인 세브란스병원 내분비내과
전화 예약 031-331-8631
주소 경기도 용인시 처인구 금학로 225

| 저자 소개 |

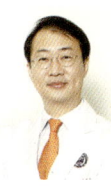

차봉수

국내 최고의 당뇨병센터를 최정상으로 이끌고 있는 당뇨병 명의 차봉수 교수는 1988년 연세대학교 의과대학을 졸업하고, 동 대학원에서 석·박사 학위를 받았다. 세브란스병원에서 내과전문의를 마치고, 미국 University of California, San Diego에서 박사 후 과정을 거쳐 2000년부터 현재까지 연세대학교 의과대학 교수로 재직 중이다. 저서로는 〈최고의 당뇨병 식사 가이드〉 등이 있다.

진료과 내분비내과
전문 분야 당뇨병, 대사증후군, 갑상선
학력 연세대학교 의과대학 졸업

| 세브란스병원 |

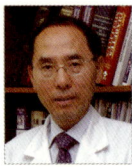
이현철
진료과 내분비내과
전문분야 당뇨병, 대사증후군, 갑상선
학력 연세대학교 의과대학 졸업

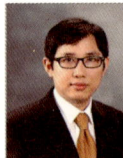
신동엽
진료과 내분비내과
전문분야 갑상선, 내분비질환
학력 연세대학교 의과대학 졸업

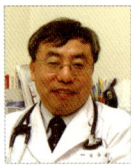
임승길
진료과 내분비내과
전문분야 골다공증, 갑상선, 뇌하수체, 당뇨병
학력 연세대학교 의과대학 졸업

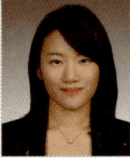
홍재원
진료과 내분비내과
전문분야 갑상선, 내분비질환, 당뇨병
학력 연세대학교 의과대학 졸업

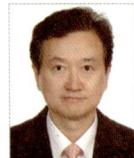
이은직
진료과 내분비내과
전문분야 갑상선, 뇌하수체, 내분비질환
학력 연세대학교 의과대학 졸업

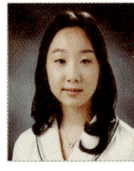
김현민
진료과 내분비내과
전문분야 당뇨병, 갑상선, 내분비질환
학력 연세대학교 의과대학 졸업

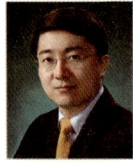
강은석
진료과 내분비내과
전문분야 당뇨병, 대사증후군, 갑상선
학력 연세대학교 의과대학 졸업

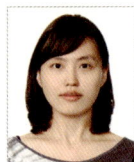
송선옥
진료과 내분비내과
전문분야 당뇨병, 갑상선, 내분비질환
학력 관동대학교 의과대학 졸업

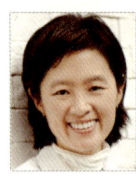
이유미
진료과 내분비내과
전문분야 골다공증, 갑상선, 부신, 뇌하수체, 갱년기장애, 당뇨병
학력 연세대학교 의과대학 졸업

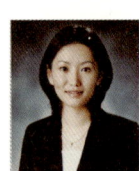
이은영
진료과 내분비내과
전문분야 당뇨병, 갑상선, 내분비질환
학력 연세대학교 의과대학 졸업

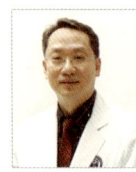
이병완
진료과 내분비내과
전문분야 당뇨병, 대사증후군
학력 경희대학교 의과대학 졸업

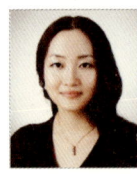
임정수
진료과 내분비내과
전문분야 갑상선, 내분비질환, 당뇨병
학력 연세대학교 원주 의과대학 졸업

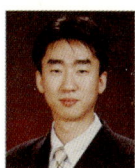
구철룡
진료과 내분비내과
전문분야 갑상선, 내분비질환, 당뇨병
학력 연세대학교 의과대학 졸업

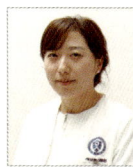
박지현
당뇨병센터 운영 간호사
학력 연세대학교 간호대학원 졸업

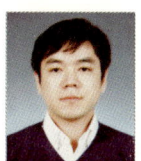
김상민
진료과 내분비내과
전문분야 골다공증, 갑상선, 당뇨병
학력 원광대학교 의과대학 졸업

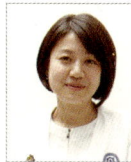
김혜원
내분비내과 운영 간호사
학력 적십자간호대학 졸업

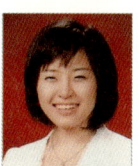
박경혜
진료과 내분비내과
전문분야 갑상선, 내분비질환, 당뇨병
학력 연세대학교 의과대학 졸업

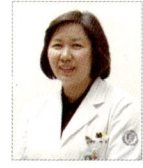
이정민
당뇨병 전문 영양사
학력 중앙대학교 가정대학 졸업

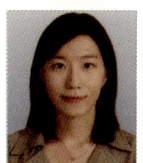
석한나
진료과 내분비내과
전문분야 당뇨병, 갑상선, 내분비질환
학력 연세대학교 의과대학 졸업

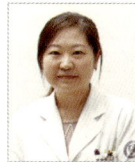
김혜진
당뇨병 전문 영양사
학력 서울여자대학교 영양학과 졸업

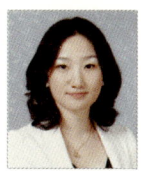
최은영
진료과 내분비내과
전문분야 당뇨병, 갑상선, 내분비질환
학력 연세대학교 원주 의과대학 졸업

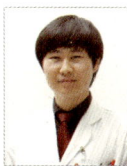
김종호
당뇨병센터 합병증 검사실
학력 연세대학교 임상병리과 졸업

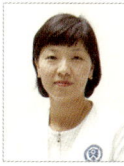
권혜진
당뇨병 전문 간호사
당뇨병센터 코디네이터
학력 연세대학교 간호대학 졸업

| 강남세브란스병원 |

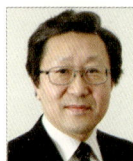
김경래
진료과 내분비내과
전문분야 갑상선, 당뇨병
학력 연세대학교 의과대학 졸업

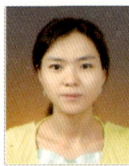
김지운
진료과 내분비내과
전문분야 당뇨병, 갑상선, 비만, 고지혈증, 골다공증
학력 차의과대학교 졸업

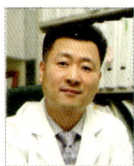
안철우
진료과 내분비내과
전문분야 당뇨병, 대사증후군, 갑상선, 고지혈증, 골다공증, 뇌하수체, 부신
학력 연세대학교 의과대학 졸업

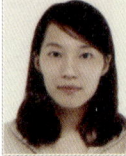
권은진
진료과 내분비내과
전문분야 당뇨병, 갑상선, 비만, 고지혈증, 골다공증
학력 동국대학교 의과대학 졸업

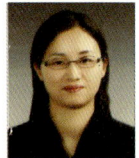
박종숙
진료과 내분비내과
전문분야 당뇨병, 갑상선, 비만, 고지혈증, 골다공증
학력 연세대학교 의과대학 졸업

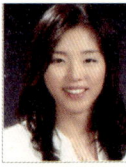
이영미
진료과 내분비내과
전문분야 당뇨병, 갑상선, 비만, 고지혈증, 골다공증
학력 연세대학교 의과대학 졸업

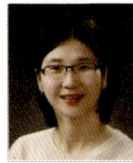
강신애
진료과 내분비내과
전문분야 당뇨병, 갑상선, 비만, 고지혈증, 골다공증
학력 연세대학교 의과대학 졸업

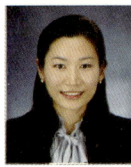
장향미
당뇨병 전문 간호사

김미화
당뇨병 전문 영양사

| 용인세브란스병원 |

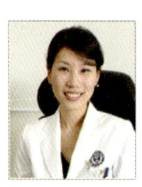
남지선
진료과 내분비내과
전문분야 당뇨병, 갑상선, 비만, 고지혈증, 골다공증
학력 연세대학교 의과대학 졸업

| 분당서울대학교병원 |

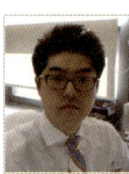
문재훈
진료과 내분비내과
전문분야 당뇨병, 갑상선, 내분비질환
학력 연세대학교 의과대학 졸업